생명살림 건강 기법

체계적이고 효율적인 건강관리의 길잡이

생명살림 건강 기법

초판 1쇄 인쇄일 2016년 11월 30일
초판 1쇄 발행일 2016년 12월 6일

지은이 이덕환
펴낸이 양옥매
디자인 남다희
교　정 조준경

펴낸곳 도서출판 책과나무
출판등록 제2012-000376
주소 서울특별시 마포구 방울내로 79 이노빌딩 302호
대표전화 02.372.1537　**팩스** 02.372.1538
이메일 booknamu2007@naver.com
홈페이지 www.booknamu.com
ISBN 979-11-5776-323-8(03510)

이 도서의 국립중앙도서관 출판시도서목록(CIP)은 서지정보유통지원 시스템
홈페이지(http://seoji.nl.go.kr)와 국가자료공동목록시스템
(http://www.nl.go.kr/kolisnet)에서 이용하실 수 있습니다.
(CIP제어번호 : CIP2016028842)

체계적이고 효율적인 건강관리의 길잡이

생명살림
건강 기법

체육학 박사 이덕환 지음

건강의 의미
몸과 마음과의 관계
몸에 담겨진 성경적 의미
휴식 l 자세 l 호흡 l 묵상·명상
체력 l 운동 l 몸 풀기
신체 부위별 관리법

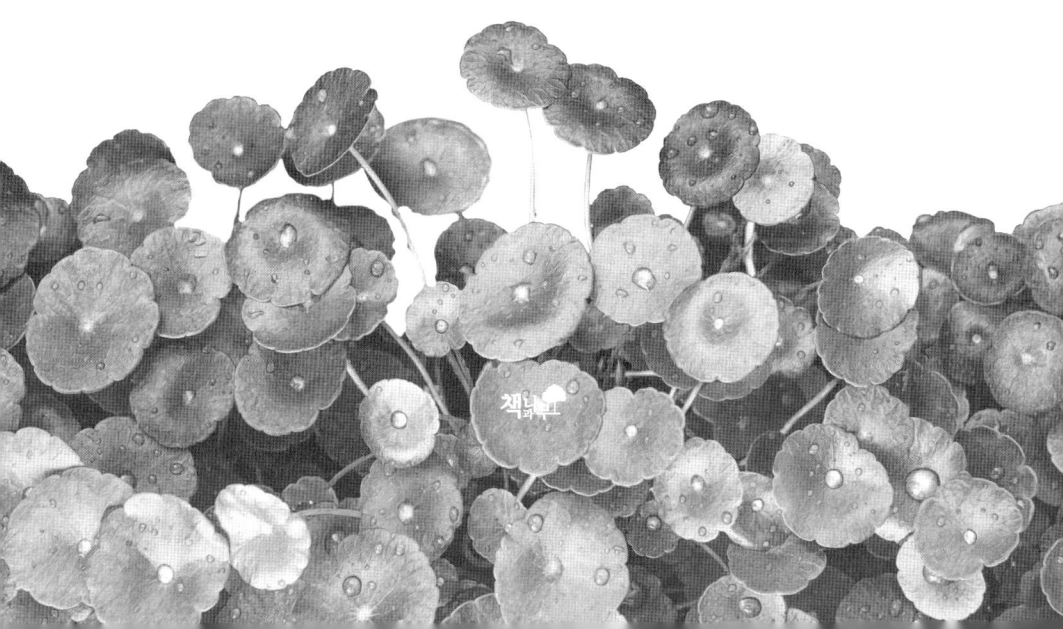

책과나무

건강은 생명 유지와 인간다운 삶의
가장 핵심적인 요소이다

건강은 생명 유지와 인간다운 삶의 가장 핵심적인 요소이다. 그러나 우리나라는 그동안 먹고사는 데 바빴던 관계로 이 문제에 깊은 관심과 노력을 충분히 기울여 오지 못했다. 다행히 최근 들어 경제적 여유 및 고령화 시대를 맞이하면서 건강은 거의 모든 국민들에게 매우 중요한 화두로 떠오르게 되었다. 사실 국민 각자의 건강 문제는 개인뿐만 아니라 국가 차원에서도 중요한 문제이다. 국민의 건강은 국가 경쟁력과 국가 재정에도 큰 영향을 주기 때문이다.

오늘날 건강의 문제가 사회적 이슈로 급부상한 반면 이에 부응하는 종합적인 건강관리방법에 대한 연구 및 교육은 아직 미흡한 상황이다. 따라서 정부와 국민 각자가 건강을 위해 쏟는 관심과 노력은 상당하지만, 이를 만족시킬 만한 결과는 얻지 못하고 있다.

이러한 시대적 상황 속에서 개개 국민들이 좀 더 체계적이고 효율적인 건강관리를 하는 데 실질적인 도움을 주고자 하는 것이 이 책의 주목적이다. 이러한 목적하에 건강관리이론과 실습을 교수하는 대학의 한 학기 교재로도 활용될 수 있을 것이다. 이 책은 또한 각 교회가 전도에도 효과적으로 사용할 수 있도록 하였다.

세계 각국에 기독교를 전파하는 데 큰 역할을 감당했던 YMCA는 성경에 근거하여 몸과 마음과 영혼이라는 세 요소를 동등하게 중시하는 입장을 취했었다. 그 결과, 스포츠를 전도의 핵심적 수단으로 삼았고 매우 큰 효과도 거두었다. 이러한 관점에서 이 책은 교회에서 건강관리 프로그램을 통해 YMCA와 같은 복음 전파의 효과를 얻고자 하는 데 활용될 수 있을 것이다.

이 책은 내용적으로 크게 세 부분으로 구성되어 있다.

첫째, 몸과 마음과의 관계를 특히 성경을 중심으로 정리하였다. 또한 성경에서 정신이나 영혼과 대비되는 것으로 보이기도 하는 몸은 우리 인간에게 어떤 의미가 있는가를 살펴보았다. 심신의 상호관계 및 몸의 의미에 대한 내용은 성경을 바탕으로 설명하였으나, 내용상으로는 일반 심리학이나 철학과도 분리할 수 없는 관계를 갖고 있다. 따라서 이 부분은 기독교인뿐만 아니라 비기독교인들에게도 거의 동등한 정도의 의미가 있는 것이다.

둘째, 건강을 관리하는 데 도움이 되는 실용적이고 핵심적인 내용들을 다양하게 제공하고자 하는 목적에서 자세, 호흡, 휴식, 명상, 체력, 운동, 스트레칭 등 오늘날 건강관리에 주요한 수단이 되는 주제들을 다루었다. 이를 통해 각 주제에 대한 정확한 개념 정립 및 기본적이고 필수적인 방법들에 대한 정보를 얻게 될 것이다.

셋째, 머리, 목, 어깨, 가슴, 손목, 손가락, 척추, 허리, 다리, 서기, 걷기, 균형 잡기 등 12개의 주제를 선정하여 신체 각 부위별로 건강의 관점에서 관리하는 방법들을 사진과 함께 소개하였다. 독자들은 자신의 필요에 따른 주제들을 선택하여 바로 실습할 수 있을 것이다.

신앙생활과 연관하여 볼 때, 사람의 몸은 성경의 목적을 실현하는 불가결한 수단이 되는 것이다. 예수님께서는 제자들에게 "나더러 주여 주여 하는 자마다 다 천국에 들어갈 것이 아니요, 다만 하늘에 계신 내 아버지의 뜻대로 행하는 자라야 들어가리라"(마7:21)라고 하셨다. 예수님 자신도 자신의 사역을 말씀으로만 하지 않고 마지막에는 직접 몸을 바침으로 꽃을 피우셨다. 이와 같이 신앙생활의 핵심수단이 되는 몸의 건강을 유지하는 것은 신앙인으로서의 중대한 의무이기도 한 것이다. 모쪼록 이 책이 앞으로 국민건강과 전도활동에 도

움이 되기를 기도하는 마음이다. 끝으로 화보 촬영에 기쁜 마음으
로 참여하여 이 책의 가치를 더해 주신 박경민 선생님에게 깊은 고
마움을 전한다.

2016년 12월
이덕환 체육학 박사

:: 목차 ::

머리말 004

1. **건강의 정의**
시대별 정의 012 · 세계보건기구(WHO) 012 · 여러 학자들의 견해 012 · 이덕환의 정의 013

2. **성경에 나타난 몸과 마음과의 관계**
영혼과의 관계 속에서 본 몸 019 · 마음과의 관계 속에서 본 몸 024

3. **몸에 대한 성경적 의의**
용어로 본 의의 036 · 신체 부위와 신체적 움직임을 중심으로 본 의의 040 · 영혼 및 마음과의 관계에서 본 의의 041 · 하나님과 인간의 관점에서 본 의의 043 · 건강과 관련해서 본 의의 044 · 신앙생활과 관련해서 본 의의 058

4. **휴식**
휴식의 의미 064 · 휴식의 필요성 065 · 휴식의 방법 066

5. **자세와 호흡**
호흡은 삶의 시작과 과정과 끝이다 072 · 호흡은 심신 건강의 척도이다 073 · 심호흡과 단전호흡 074 · 단전호흡의 3단계 086 · 호흡 시 주의 사항 128 · 단전호흡의 효과 129

6. 명상 ┃ 용어를 통해 본 명상의 의미 134 • 명상의 종류 135 • 명상의 효과 138 • 기독교와 명상 139 • 명상의 방법 139 • 명상 실습 142

7. 체력과 운동 ┃ 체력 146 • 운동 153

8. 스트레칭 Stretching ┃ 스트레칭의 의미 160 • 스트레칭의 유래 160 • 스트레칭의 효과 161 • 스트레칭의 종류 162 • 스트레칭 시 준수 사항 167

9. 신체 부위별 관리법 ┃ 머리 170 • 목 175 • 어깨 178 • 가슴 182 • 손목 185 • 손가락과 손바닥 187 • 척추 190 • 허리 197 • 서기 200 • 다리 203 • 걷기 207 • 균형 잡기 208

참고 문헌 210

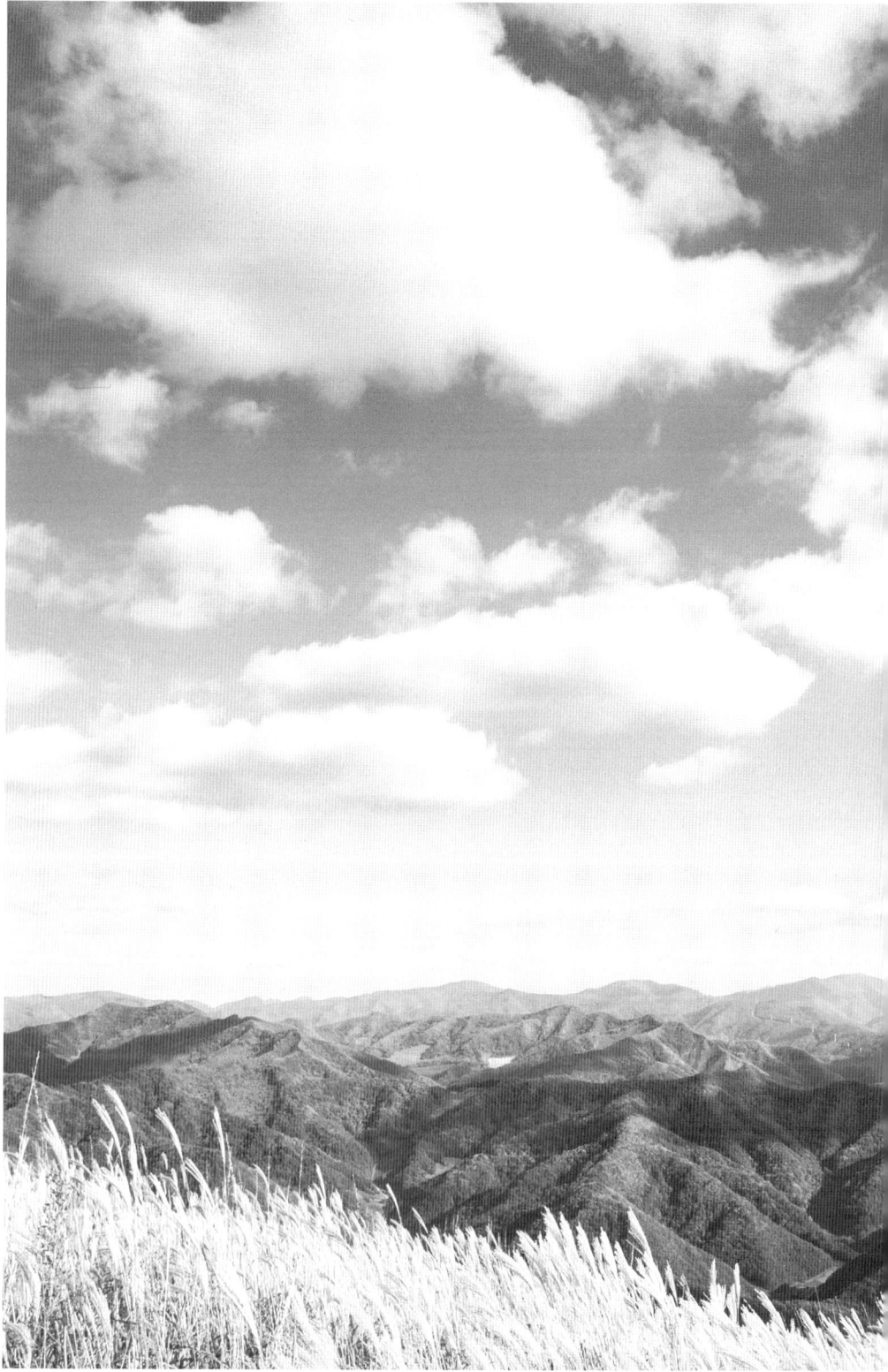

❶
건강의
정의

시대별 정의

세계보건기구(WHO)

여러 학자들의 견해

이덕환의 정의

1. 시대별 정의

· 고대: 신체가 완전한 상태
· 중세: 신체와 영혼 및 정신이 완전한 상태
· 현대: 신체 · 정신 · 사회적으로 완전한 상태
  ·

2. 세계보건기구(WHO)

· 정의: 건강이란 단순히 질병이나 허약함이 없는 상태가 아니라 육
  체적 · 정신적 · 사회적으로 완전히 평안한 상태이다(Health is a state
  of complete physical, mental and social well-being and not merely the absence of
  disease or infirmity).
· 문제점: '완전'과 '평안'의 기준이 상대적일 수 있다.

3. 여러 학자들의 견해[1]

· Bernard C. : "건강은 외부 환경의 변동에 대하여 내부 환경의 항
  상성이 유지된 상태이다."
· Dubos R. : "건강은 환경에 대한 적응으로 비롯되는 사회적 · 정

---

1) 백원칠, 2014.

서적 · 정신적 · 영적 · 생물학적 건강과 관련된 삶의 질이다."

· Parsons T. : "건강은 각 개인이 사회적인 역할과 임무를 효과적으로 수행할 수 있는 최적의 상태이다."

· Newman : "단순히 질병이 없는 것이 아니라 모든 자질, 기능, 능력이 신체적 · 정신적 · 도덕적인 면에서도 최고로 발달하고 완전히 조화된 것이다."

4. 이덕환의 정의

1) 육체적 건강

⑴ 심신의 모든 부분이 제 기능을 온전히 발휘하는 상태

⑵ 자신의 의지에 따라 몸을 조절할 수 있는 상태

⑶ 자신의 일을 감당하는 데 부족함이 없는 감성과 이성과 몸성을 유지하고 있는 상태

보충

남보다 힘이 세다고 건강한 것은 아니다. 어른은 아이보다 힘이 세지만 반드시 더 건강하다고 할 수 없는 것과 같다.

2) 정신적 건강

⑴ 불필요하고 나쁜 대상에 마음이 끌려가지 않는 상태. 희로애락, 생로병사 등의 삶의 문제 등에 끌려가지 않고 중심(中心)을

지킬 수 있는 상태.

⑵ 자신의 의지대로 마음을 집중하고 사용할 수 있는 상태

⑶ 시간 · 공간상의 좌표 상에서 자신의 위치와 존재 의미, 하나님
과의 관계, 어디서 왔다가 어디로 가는가 등의 질문에 흔들리
지 않는 세계관이 있는 상태

3) 윤리적 건강

자신과 여러 가지로 다른 남(十人十色)을 포용할 수 있는 마음을 지
닌 상태이다. 곧 역지사지(易地思之)할 수 있는 여유로운 마음의 상
태이기도 하다. 자신과 다른 남을 이해하고 포용할 수 있을 때에
비로소 남에 대한 진실한 사랑이 가능해진다.

4) 영적 건강

① 자신의 생존의 토대이고, 자신과 함께 존재하는 전체 세계를
인식하고 조화로운 관계를 유지하는 상태

② 죽음을 두려워하지 않고 자연스럽게 수용할 수 있는 상태

③ 현실에 대해 과도한 집착을 초월한 상태(생의 한계를 알고 어리석은
욕심을 버림)

④ 창조주의 법칙에 자연스럽게 순응할 수 있는 상태

보충

건강에 영향을 주는 요인

1. 유전 2. 성장과 발달 3. 생활환경 4. 인간관계

- Howard Hoyman의 건강 생활 조건

1. 우수한 유전인자

2. 좋은 환경

3. 의료 및 보건 혜택

4. 적당한 영양

5. 신체 기관의 정상적 기능

6. 적정한 운동

7. 스트레스 극복 능력

8. 성숙한 인격

9. 건전한 생활습관

10. 삶에 대한 적극적 의지

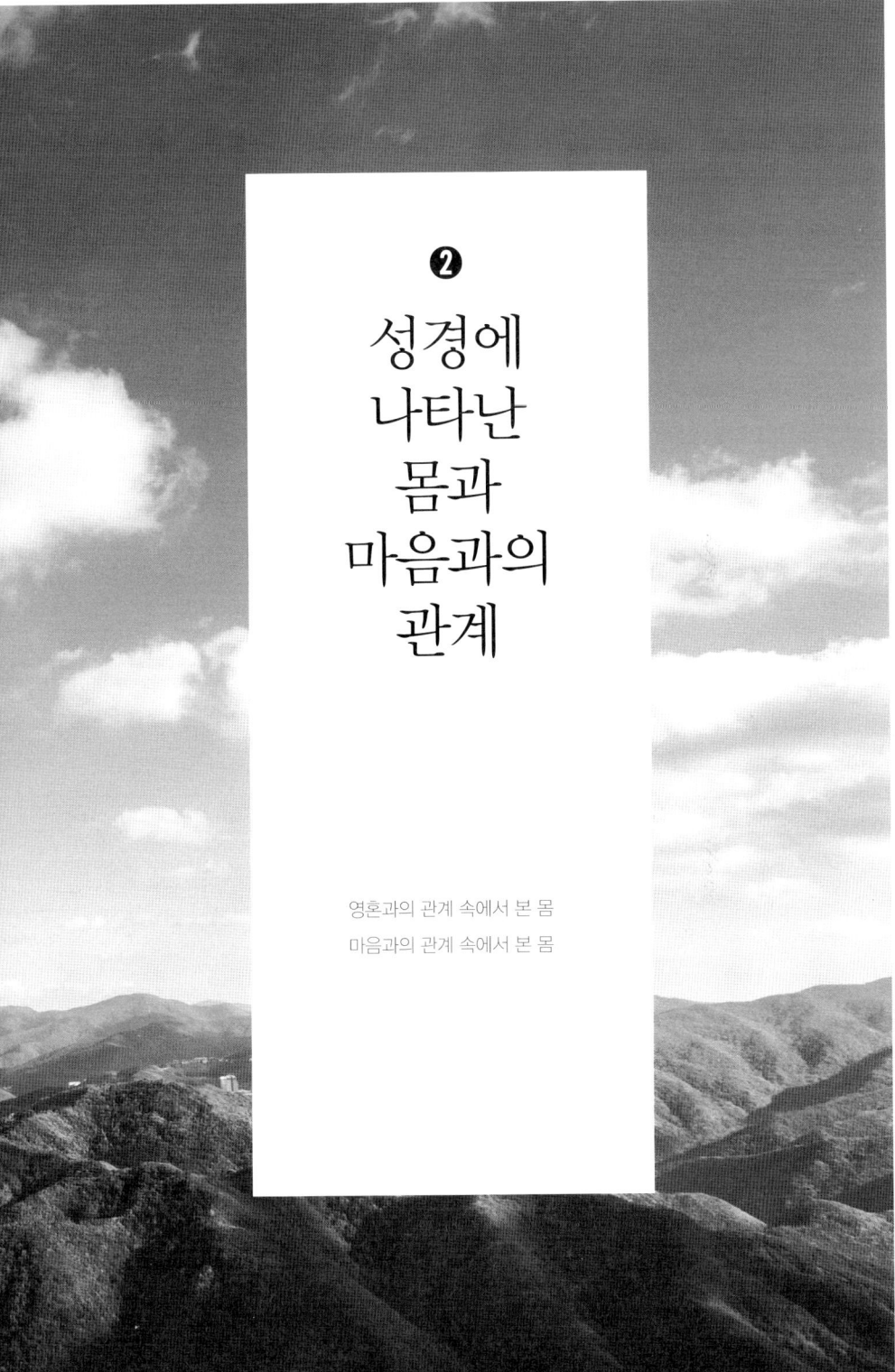

❷

성경에
나타난
몸과
마음과의
관계

영혼과의 관계 속에서 본 몸
마음과의 관계 속에서 본 몸

사람을 영혼과 육체 두 가지 요소로 구성된 존재로 보는 고대 그리스의 피타고라스와 플라톤의 이원론적 사고방식은 철학계를 중심으로 면면히 이어져 왔고, 이러한 흐름은 기독교에도 외는 아니었다. 그리하여 성경의 본래 목적이나 진의와는 다르게 성경의 용어를 이원론적으로 해석하게 되었고, 또 학자에 따라서는 신약의 상당 부분을 기록한 사도 바울도 이러한 희랍의 이원론적 사고방식을 따랐다고 주장하기도 한다. 이원론은 신학적으로는 영혼이나 마음과 육체를 독립된 실체로 보려는 이분설 혹은 삼분설의 양상으로 나타난다.

그러나 다른 한편으로는 이러한 이원론적 사고는 성경의 본래 의미와 적합하지 않다는 주장도 계속 있어 왔다. 특히 현대에 들어서 반 퍼슨은 구약에서 일반적으로 영혼으로 해석하는 '네페쉬(נֶפֶשׁ)'라는 용어는 몸과 무관하게 오직 정신적인 것만을 의미한 적이 없다고 하며 '네페쉬'라는 용어는 육체의 일부를 가리키는 심장이나 신장 등을 의미하기도 한다고 하였다. 또 그는 '바싸르(בָּשָׂר)'라는 용어를 예로 들면서 "인간은 영혼이고 동시에 몸이다."라는 주장을 함으로써 성경의 히브리 언어를 이원론적으로 해석하는 것을 경계하였다.[2]

이와 비슷한 입장에서 볼프도 '네페쉬'라는 용어는 목구멍, 목, 욕구, 영혼, 생명, 사람, 대명사 등의 의미를 갖는다고 하여 영혼과 육체를 분리하는 이원론적 관점으로 히브리 사고를 해석하는 것은 본의를 왜곡시키는 일이라고 하였다.[3] 이와 같이 성경을 이원론적 사고방식으로 해석하는 것이 잘못되었다고 주장하는 것은 나름대로

---

2) 반 피슨, 1985.
3) 볼프, 1976.

논리적 근거와 의미가 있다.

그러나 그럼에도 불구하고 성경에는 이원론적 관점에서 해석하는 것이 보다 타당해 보이는 부분들도 있으며, 이에 대한 신학자들의 관점은 서로 다르게 나타나고 있다. 또한 이원론적 방식으로 세상을 해석하는 데 익숙한 사람들에게는 이 방식이 정보를 얻는 데 더 편리하고 유익할 수도 있다.

현실적으로 많은 경우에 성경의 신체관 혹은 인간관을 논할 때, 이미 이원론의 틀을 가지고, 그것이 이원론적이냐 아니냐를 판단하려고 한다. 이곳에서도 편의상 이원론적 틀로 살펴보되, 일반적으로 사용하고 있는 심신이원론의 입장에 더하여 영육이원론의 입장에서도 살펴보려고 한다. 그 이유는 심신이원론은 주로 철학계에서 다루고 있는 개념으로서 그 어의대로 마음과 몸의 관계를 논하는 것인데, 철학에서 사용하는 몸이라는 용어는 성경에서 사용하는 영혼이라는 용어와 의미를 일치시킬 수 없는 것이므로 성경에서의 영혼과 몸의 관계를 설명하기에 적합하지 않기 때문이다.

1. 영혼과의 관계 속에서 본 몸

1) 구약성경의 예

구약성경에서는 몸과 영혼이라는 두 가지의 독립적 실체에 대한 분석적 개념보다 주로 인간이라는 단일체(單一體)적 개념을 다루고 있다. 인간이라는 주체에 대해 망각한 상태로 영혼과 몸의 관계를 논하는 많은 이원론의 경우와는 달리, 구약에서는 단일체적 존재로서의 인간을 상황에 따라 다르게 지칭하는 용어로 몸과 영혼이라는 용어를 사용하기도 하였다.

성경에서 주로 영혼을 지칭하는 용어인 '네페쉬'는 목구멍, 목, 욕구, 생명, 대명사[4] 등을 의미할 뿐만 아니라 사람 자체를 지칭할 때도 흔히 사용되었다(창14:21, 레17:10, 24:30). 이러한 사실은 영혼이라는 것이 인간의 부속물처럼 인간에게 소속되어 있는 별개의 실체가 아니라 바로 인간 자체를 지칭한다는 것을 의미하는 것이다. 예를 들어 '나의 영혼'(시146:1)이라는 표현은 '나의 집'의 경우처럼 영혼이 나에게 소속된 어떤 별개의 것이 아니라는 의미이다. 한마디로 인간은 영혼이요, 영혼은 곧 인간이라는 의미이다.

주로 몸이나 살을 의미하는 '바싸르'는 일가친척이나 허약성 등을 상징하기도 하지만 "네페쉬와 마찬가지로 바싸르도 인간 그 자체를 지칭"[5]하기도 한다. 인간을 지칭할 때 영혼을 의미하는 '네페쉬'를 사용하거나, 몸을 의미하는 '바싸르'를 동시에 사용하는 것은 논리적으로 'A(인간)=B(영혼 · 네페쉬)'이며 'A(인간)=C(몸 · 바싸르)'이면 'B(영혼 · 네페쉬)=C(몸 · 바싸르)'가 되어 영혼은 곧 몸이라는 결론이 도출될 수 있다.

결국 구약에서 영혼과 몸과 인간은 동의어로 사용되기도 하여 영혼과 몸을 서로 대립된 실체적 존재로 보지 않는 것이 일반적이다. 단지 인간을 지칭할 때의 상황에 따라 인간의 다양한 특징에 초점을

---

4) 볼프, 1976.
5) 볼프, 1976.

맞추어 때로는 영혼(네페쉬) 혹은 몸(바싸르)을 사용한 것이다.

　① 할렐루야 내 영혼(네페쉬)아 여호와를 찬양하라(시146:1).
　② 모든 육체(바싸르)에게 먹을 것을 주신 이에게 감사하라 그
　　 인자하심이 영원함이로다(시136:25).

①의 경우는 인간의 비가시적 측면에 초점을 맞추어 인간을 지칭한 것이지, '나'라는 주체와는 독립적으로 존재하는 영혼이 따로 주를 찬양한다는 것은 아니다. 즉, '나'는 찬양을 안 하는데 나의 영혼이 찬양하는 것은 아니다. ②의 경우에 '육체'는 인간의 가시적 측면에 초점을 맞추어 인간을 지칭한 것이다. 곧 "모든 육체에게 먹을 것을"이라는 말은 '모든 사람에게 먹을 것을'이라는 말과 같은 의미가 되는 것이다.

구약에서 영혼과 몸이 이렇게 한 인간을 지칭하는 용어로서 서로 대립된 실체가 아닌 것으로 나타나기도 하지만, 때로는 한 인간 내에 존재하는 서로 대립된 실체로 나타나기도 한다.

인생이 당하는 일을 짐승도 당하나니 그들이 당하는 일이 일반이라 다 동일한 호흡이 있어서 짐승이 죽음 같이 사람도 죽으니 사람이 짐승보다 뛰어남이 없음은 모든 것이 헛됨이로다. 흙으로 말미암았으므로 다 흙으로 돌아가나니 다 한곳으로 가거니와 인생들의 혼은 위로 올라가고 짐승의 혼은 아래 곧 땅으로 내려가는 줄을 누가 알랴(전3:19-21).

위의 내용에 따르면, 인간이나 동물이나 모두 흙으로 구성된 몸을 갖고 있다가 그 몸이 죽게 되면 다시 흙으로 돌아가게 된다. 또한 각각에 내재되어 있던 혼(루아흐, רוח)은 몸을 떠나 하늘과 땅으로 제각기 가게 된다는 것인데, 이럴 경우 인간에게 있어서 몸과 혼은 서로 구별되어 독립적으로 존재하는 양자의 실체임을 인정하는 것이 된다.

2) 신약성경의 예

신약성경에서도 인간 자체를 망각하거나 배제한 채로 서로 대립되고 독립된 실체로서의 영혼과 몸의 특성을 다루기보다 다면적 특성을 지닌 인간을 보다 이해하기 쉽게 설명하기 위해 인간의 영적인 면과 육적인 면으로 나누어 보는 것이 일반적이다.

① 만일 네 오른 눈이 너로 실족케 하거든 빼어 내버리라 네 백체 중 하나가 없어지고 온몸(소마, σῶμα)이 지옥에 던지우지 않는 것이 유익하며(마5:29).

② 그러므로 형제들아 내가 하나님의 모든 자비하심으로 너희를 권하노니 너희 몸(소마)을 하나님이 기뻐하시는 거룩한 산 제물로 드리라 이는 너희가 드릴 영적 예배니라(롬12:1).

③ 이로써 너희가 하나님의 영을 알지니 곧 예수 그리스도께서 육체로 오신 것을 시인하는 영(프뉴마, πνεῦμα)마다 하나님께 속한 것이요(요일4:2).

④ 육신(사룩스, σάρξ)의 생각은 사망이요 영(프뉴마)의 생각은 생명과 평안이니라(롬8:6).

인용문 ①의 경우에 '소마'는 눈이나 코같이 인간의 가시적 측면을 지칭하는 것이고, ②의 경우에는 ①과 같은 '소마'라는 용어가 인간의 단순히 가시적 측면만이 아니라 인간 자체를 의미하는 것이다. 이는 '몸'이라는 것이 인간의 한 부분을 가리키는 것이 아니라 인간 자체를 의미함을 나타낸다. 달리 말하자면 "인간 자신이 곧 몸이다"[6]는 의미인 것이다. ③의 경우에는 '시인하는 영마다'라고 하였는데 여기서 '영'은 바로 사람을 지칭하여, 이것은 바로 '시인하는 사람마다'라는 뜻으로서 '영'과 '사람'을 동일시한 것이다.

결국 ①, ②, ③을 종합해 볼 때, 몸과 영혼이 인간과 구별되거나 혹은 인간 내에서도 서로 독립된 존재로 있는 것이 아니라 바로 인간을 지칭하는 서로 다른 용어라는 결론에 이르게 된다.

인용문 ④의 경우에, 만약 '육신'과 '영'을 서로 독립된 실체로 본다면 한 인간 안에서 육신과 영이 소속되어 있는 주체로서의 인간은 제쳐 두고 육신과 영이라는 두 실체가 제각기 두 가지 생각을 동시에 하게 된다는 결과를 초래하게 된다. 곧 '나'라고 하는 존재는 가만히 있는데, 내 안의 육신과 영이 독자적으로 생각을 한다는 것이다. 사실 이는 불가능한 일이고, 인용문에서도 이런 것을 의미한 것이 아니다. 여기서 '육신'과 '영'은 실제로 서로 독립된 실체를 가리키는 것이 아니라, '육신'은 인간의 죄성, 나아가 "인간이 지상에서 하나님이 아니라 인간을 따라가는 살아가는 생활 방식, 곧 태도"를 의미하는 것이다.[7] 그리하여 '육신의 생각은 사망이요'라는 것은 '하나님

---

6) 반 퍼슨, 1985.
7) 반 퍼슨, 1985.

의 생각이 아니라 인간의 생각을 따라가는 것은 사망이요'라는 의미가 되는 것이다. '영'의 생각이란 '육신'의 생각 곧 인간을 따르는 생각이 아니라 하나님을 따르는 생각을 의미하는 것이다.

지금까지 인용문을 중심으로 살펴본 바와 같이, 신약성경에서 영혼과 몸을 서로 독립된 실체로 보지 않고 한 인간이 가지고 있는 서로 다른 속성들로 보았다고 해석할 수 있는 경우가 있다.

그러나 다른 한편으로는 영혼과 몸을 서로 독립된 실체로 보는 경우도 있다. 칼빈은 사도 바울이 육신을 장막에 비유하고 사람이 죽을 때 영혼이 장막을 떠난다고 한 것을(벧후1:14, 고후5:1, 6, 8) 근거로 "사람이 영혼과 육체로 구성되어 있다는 것에 대해서는 논란이 있을 수 없다."는 단호한 주장을 펴 영혼과 몸은 서로 독립된 실체라는 이원론적 입장을 견지하였다.[8] 신학적으로는 이러한 입장을 '이분설'이라고 하는데, 더 나아가 영과 혼과 육까지 세 부분의 독립된 실체를 옹호하는 '삼분설'도 대두되고 있다.

2. 마음과의 관계 속에서 본 몸

마음이 무엇인가에 대한 정의를 내리고 이에 따라서 그 마음의 영역을 정한다는 것은 쉽지 않은 일이다. 성경에서 나타난 마음의 개념과 범위도 인간의 사고나 감정의 내용이 매우 다양한 것처럼 매우

---

8) 기독교강요. I-15-2

광범위하다. 따라서 여기서는 마음의 한 영역이라고 볼 수 있는 사고(思考)와 심리적 요소 내지는 감정에 한정하여 그것과 몸과의 관계를 살펴보겠다.

1) 구약성경의 예

구약성경에서 다뤄지고 있는 감정들은 매우 다양한데, 그중에서 몸과 연관성을 갖고 사용된 사례들을 중심으로 살펴보면 다음과 같다.

(1) 마음이 고통과 창자와 갖는 관계

여호와여 돌아보옵소서 내가 환난 중에서 마음이 괴롭고 마음이 번뇌하오니 나의 패역이 심히 큼이니이다 밖으로는 칼의 살륙이 있고 집에는 사망 같은 것이 있나이다(애1:20).

본문에서 '마음이 괴롭다'로 번역된 원문을 살펴보면, '마음'은 '창자'를 의미하는 '메에(מֵעֶה)'이고, '괴롭다'는 것은 '끓어오르다'를 의미하는 '하마르(הֳמַר)'이다. 따라서 '마음이 괴롭다'는 것은 '창자가 끓어오르다'의 의미를 갖고 있는 것이다. 여기서 알 수 있는 것은 환난으로 인한 마음의 고통이 영향을 주어 몸의 일부인 창자가 편히 있지 못하고 '속이 부글부글 끓어오르다'는 말과 같은 상태로 변하게 되었다는 것이다.

(2) 마음의 고통이 창자 및 간과 갖는 관계

내 눈이 눈물에 상하며 내 창자가 끊어지며 내 간이 땅에 쏟아졌으니 이는 딸 내 백성이 패망하여 어린 자녀와 젖 먹는 아이들이 성읍 길거리에 기절함이로다(애2:11).

자신의 어린 자녀들이 겪는 극심한 고난으로 인해 눈물을 흘리게 되는 마음의 고통은, 창자가 끊어지는 듯한 고통과 간이 부풀어 올라 몸 밖으로 튀어나올 정도로 극심한 고통이라는 것을 보여 주고 있다.

(3) 마음의 고통이 시력과 갖는 관계

이러므로 우리의 마음이 피곤하고 이러므로 우리 눈들이 어두우며 시온 산이 황폐하여 여우가 그 안에서 노나이다(애5:17).

이 본문은 이스라엘인들이 자신들의 죄악으로 인해 하나님으로부터 멸망을 당하게 되자 그 슬픔과 마음의 고통을 표현한 부분인데, 슬픔과 마음의 고통으로 인해 눈이 어두워졌다고 하는 것이다. 이것은 과도한 슬픔의 감정이 눈에 영향을 주어 시력을 떨어뜨린다는 것을 보여 준다.

(4) 절망감이 피부와 갖는 관계

내 가죽은 검어져서 떨어졌고 내 뼈는 열기로 하여 탔구나(욥30:30).

욥은 하나님으로부터도 "그와 같이 온전하고 정직하여 하나님을 경외하며 악에서 떠난 자는 세상에 없도다(욥1:8)."라고 칭찬을 받을 만큼 하나님 앞에서 올바로 살았던 사람이다. 그러나 그럼에도 불구하고 당시에 가장 큰 거부로 칭해질 만큼 많았던 모든 재산을 잃고 "발바닥부터 정수리까지 종기(욥2:7)"가 나는 등 감당할 수 없는 고통이 발생하게 되자, 그는 하나님에게 원통함을 부르짖었다. 그러나 하나님이 자신을 돌아보기는커녕(욥30:20) 오히려 잔혹하게 대하고 자기를 대직하자(욥30:21) '가죽은 검어져서 떨어졌고 뼈는 열기로 났다(욥30:30)'고 탄식하게 된다. 이것은 욥이 스스로 겪게 된 상황으로 인해 발생한 억울함과 절망감 그리고 분노심이 자신의 피부를 검고 거칠게 만들었고 몸속 깊은 곳(뼈)에까지도 열기로 답답하게 하였음을 보여 주고 있다.

(5) 절망감이 온몸과 갖는 관계
아침에 나발이 포도주에서 깬 후에 그의 아내가 그에게 이 일을 말하매 그가 낙담하여 몸이 돌과 같이 되었더니(삼상25:37).

나발은 자기 자신이 무서운 죄를 범했다는 이야기를 자신의 아내로부터 듣자, 그 절망감으로 인해 온몸이 돌같이 경직되었음을 보여 주고 있다. 본문에서 '몸'이라고 번역된 '후(הוא)'의 원래 의미는 '그는'인데, 이에 따라 '그는 낙담하여 몸이 돌같이 되었다'는 것은 절망감으로 인해 온몸이 돌같이 경직되었음을 의미한다.

(6) 놀람과 슬픔이 손 및 얼굴과 갖는 관계

그러므로 모든 손이 피곤하며 각 사람의 마음이 녹을 것이라 그들이 놀라며 괴로움과 슬픔에 잡혀서 임신한 여자같이 고통하며 서로 보고 놀라며 얼굴은 불꽃같으리로다(사13:7-8).

하나님이 바벨론을 멸망시킬 것을 이사야 선지자가 선포하는 장면이다(사13:6). 바벨론 백성들은 이러한 소식을 듣고 놀람과 괴로움과 슬픔으로 인해 손에 힘이 빠지고, 얼굴이 불꽃처럼 붉게 달아오르게 됨을 보여 주고 있다.

(7) 공포감이 창자, 입술, 뼈, 손, 무릎, 온몸 등과 갖는 관계

그들이 네게 묻기를 네가 어찌하여 탄식하느냐 하거든 대답하기를 소문을 인함이라 재앙이 오나니 각 마음이 녹으며 모든 손이 약하여지며 각 영이 쇠하며 모든 무릎이 물과 같이 약하리라 보라 재앙이 오나니 정녕 이루리라 나 주 여호와의 말이니라 하라(겔21:7).

내가 들었으므로 내 창자가 흔들렸고 그 목소리로 말미암아 내 입술이 떨렸도다 무리가 우리를 치러 올라오는 환난 날을 내가 기다리므로 썩이는 것이 내 뼈에 들어왔으며 내 몸은 내 처소에서 떨리는도다(합3:16).

하나님이 에스겔 선지자에게 전하는 징벌의 내용과 하나님이 하박국 선지자에게 전한 무서운 징벌의 내용을 기록한 것이다. 이 내용들에 따르면, 징벌에 대한 두려움으로 인해 손과 무릎에 힘이 빠지

고, 창자가 흔들리고, 뼈가 썩고, 입과 전신이 모두 떨리게 된다고 한다. 이것은 심리적 공포감이 온몸의 많은 부분에 얼마나 부정적인 영향을 끼치는가를 잘 나타내 주는 것이다. 두려움이 손에 힘이 빠지게 하고 무릎이 떨리게 한다는 것은 다음과 같은 이사야 선지자의 말에서도 확인된다.

> 너희는 약한 손을 강하게 하며 떨리는 무릎을 굳게 하며 겁내는 자들에게 이르기를 굳세어라, 두려워하지 말라, 보라 너희 하나님이 오사 보복하시며 갚아 주실 것이라 하나님이 오사 너희를 구하시리라 하라(사35:3-4).

(8) 두려움이 자세 및 안색과 갖는 관계
여호와께서 이스라엘과 유다에 대하여 하신 말씀이 이러하니라 여호와께서 이와 같이 말씀하시되 우리가 무서워 떠는 자의 소리를 들으니 두려움이요 평안함이 아니로다 너희는 자식을 해산하는 남자가 있는가 물어보라 어찌하여 모든 남자가 해산하는 여자 같이 손을 자기 허리에 대고 모든 얼굴이 겁에 질려 새파래졌는가(렘30:5-6).

예레미야 선지자가 전한 하나님의 말씀으로, 두려움은 이스라엘 남자들조차 해산하는 여인들같이 몸을 웅그리고 얼굴이 창백해지게 했다는 것이다. 두려움으로 인해 몸을 웅크리게 되는 것은 인간을

포함한 모든 포유류 동물들에게도 나타나는 자기보호 반응이다.**9)**

(9) 절망감과 두려움이 자세 및 골격과 갖는 관계

나는 물 같이 쏟아졌으며 내 모든 뼈는 어그러졌으며 내 마음

(레브, לֵב)은 촛밀 같아서 내 속(메에, מֵעֶה)에서 녹았으며(시22:14).

다윗은 자기 아들 압살롬으로부터 왕위를 찬탈당하고 쫓겨나서 고난의 세월을 보내는 중 하나님께 밤낮으로 쉬지 않고 기도하였으나 응답을 받지 못하였다(시22:2). 이에 그는 모든 사람들이 자신을 조롱하고 멸시하여 자신을 벌레보다 못한 존재로 여긴다고 한탄한다(시22:6). 그리고 주위의 대적들이 사자가 입을 벌려 부르짖으며 달려드는 것(시22:13) 같은 상황에서 먼저 자신이 '물 같이 쏟아졌다'고 하였다. 이것은 온몸이 힘과 균형을 잃고 자세가 흐트러졌다는 의미이고, 또 모든 뼈가 어그러졌다는 것은 몸의 자세가 흐트러졌다는 것과 같은 의미이다. 곧 흐트러진 몸의 내부에 있는 골격도 함께 원래의 모습을 잃게 되었다는 것이다.

본문에서 '마음'으로 번역된 '레브'는 심장의 의미도 있고, '속'으로 번역된 '메에'는 몸의 '복부'를 의미한다. 따라서 '내 마음이…… 내 속에서 녹았으며'라는 것은 '내 심장이 내 배 안에서 녹았으며'를 의미한다. 따라서 이것은 곧 절망감과 두려움으로 인해 심장이 터질 듯한 고통을 겪게 되었음을 나타낸다.

---

9) 하나, 2012.

⑩ 심리적 충격이 안색, 넓적다리, 무릎 등과 갖는 관계

이에 왕의 즐기던 얼굴빛이 변하고 그 생각이 번민하여 넓적
다리 마디가 녹는 듯하고 그의 무릎이 서로 부딪친지라(단5:6).

느부갓네살이 이스라엘에서 강탈해 온 성구들로 많은 여인들과 함
께 술을 마실 때 사람의 손가락이 나타나서 벽에 글씨를 쓰자(단5:3-
6), 그의 아들 바벨론의 왕 벨사살 이를 보고 심리적 충격으로 인해
몸에 일어난 현상들을 묘사하는 것인데, 곧 안색이 변하고, 허리에
힘이 빠졌다는 것이고 이에 따라 무릎이 흔들렸다는 것이다.

⑪ 근심과 평안이 몸과 갖는 관계

이제 내가 마지막 날에 네 백성이 당할 일을 네게 깨닫게 하
러 왔노라 이는 이 환상이 오랜 후의 일임이라 하더라 그가
이런 말로 내게 이를 때에 내가 곧 얼굴을 땅에 향하고 말문
이 막혔더니 인자와 같은 이가 있어 내 입술을 만진지라 내가
곧 입을 열어 내 앞에 서 있는 자에게 말하여 이르되 내 주여
이 환상으로 말미암아 근심이 내게 더하므로 내가 힘이 없어
졌나이다 내 몸에 힘이 없어졌고 호흡이 남지 아니하였사오
니 내 주의 이 종이 어찌 능히 내 주와 더불어 말씀할 수 있으
리이까 하니 또 사람의 모양 같은 것 하나가 나를 만지며 나
를 상선하게 하여 이르되 큰 은총을 받은 사람이여 두려워하
지 말라 평안하라 강건하라 강건하라 그가 이같이 내게 말하
매 내가 곧 힘이 나서 이르되 내 주께서 나를 강건하게 하셨

사오니 말씀하옵소서(단10:14-19).

다니엘이 바벨론에 포로로 잡혀가 있을 때 환상을 통해 그에게 나
타난 그리스도로부터[10] 앞으로 일어날 일에 대해 듣게 되자, 그는
근심으로 인해 몸에 힘이 빠지고 호흡도 하기 힘들어졌다고 하였다.
이것은 근심으로 인한 심리적 긴장이 상체를 경직시킨 결과이기도
하다. 또한 근심으로 긴장되어 있을 때 그리스도가 다시 나타나 위
로하자, 근심이 사라지고 평안해져 긴장이 풀리고 몸에 힘이 다시
솟아 강건해진다. 이는 곧 근심과 평안이 사람의 몸에 직접적인 영
향을 끼치고 있음을 보여 주는 것이다.

⑫ 즐거움이 몸과 갖는 관계
내가 여호와를 항상 내 앞에 모심이여 그가 나의 오른쪽에
계시므로 내가 흔들리지 아니하리로다 이러므로 나의 마음
이 기쁘고 나의 영도 즐거워하며 내 육체도 안전히 살리니(시
16:8-9).

다윗은 자신이 환난을 당하게 되자 하나님에게 기도하고(시16:1-2)
또 하나님이 자신의 곁에 있다는 믿음이 생김으로 말미암아 심리적
으로 안정되고 마음이 기쁘게 되어 육체도 불편함이나 어려움 없이
편하고 건강하게 있게 됨을 노래하고 있다.

---

10) 강병도, 2000, 19권.

2) 신약성경의 예

> 가로되 우리가 너희를 향하여 피리를 불어도 너희가 춤추지
> 않고 우리가 애곡하여도 너희가 가슴을 치지 아니하였다 함
> 과 같도다(마11:17).

본문에서 피리를 분다는 것은 슬겁다는 것이고 그 슬거움은 몸의 움직임 곧 춤을 추게 만든다는 것이다. 애곡은 슬픔의 감정인데, 이 슬픔은 가슴 부위를 경직되게 만들고 그로 말미암아 가슴 부위를 두드리게 만든다는 것이다.

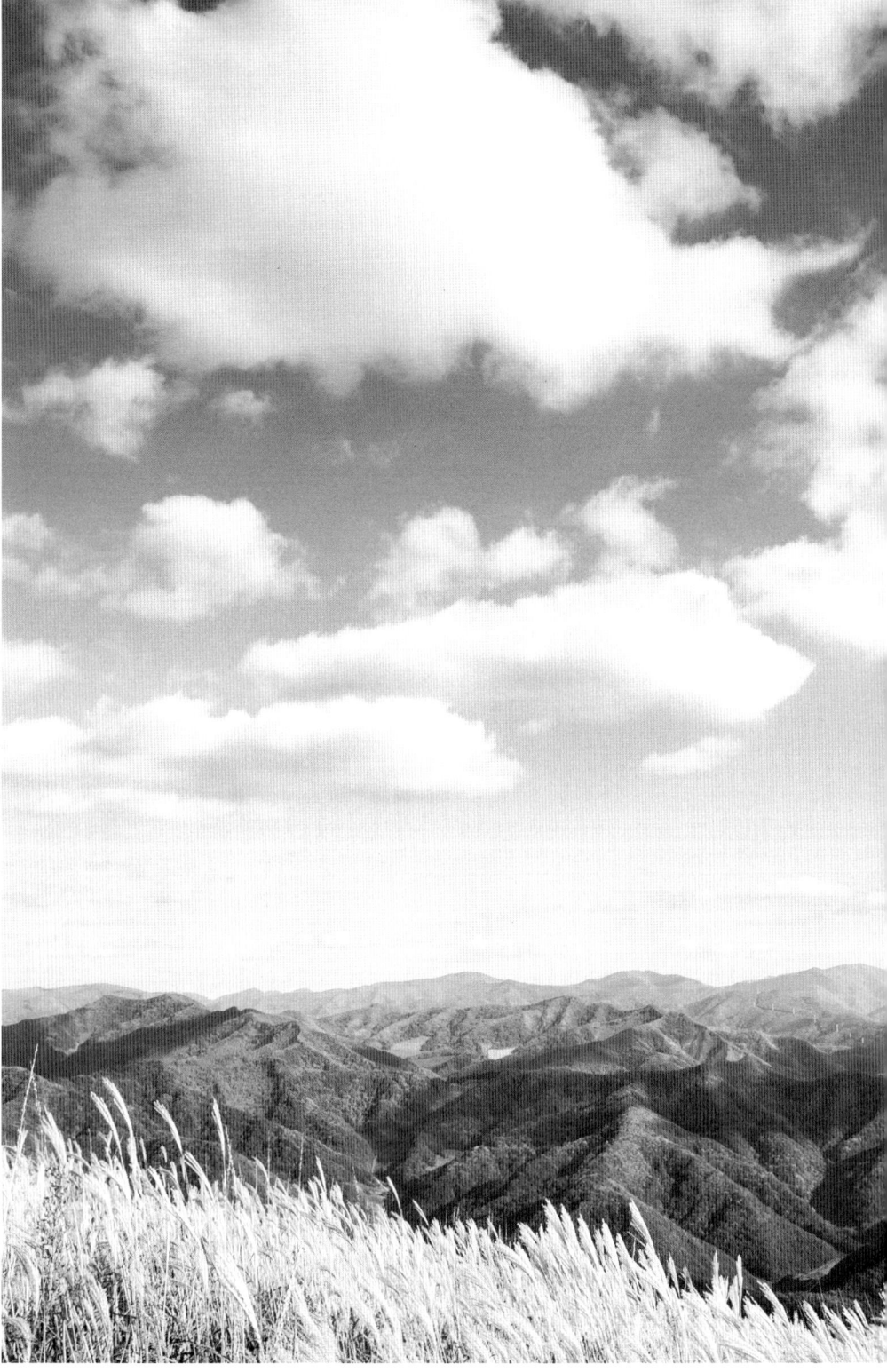

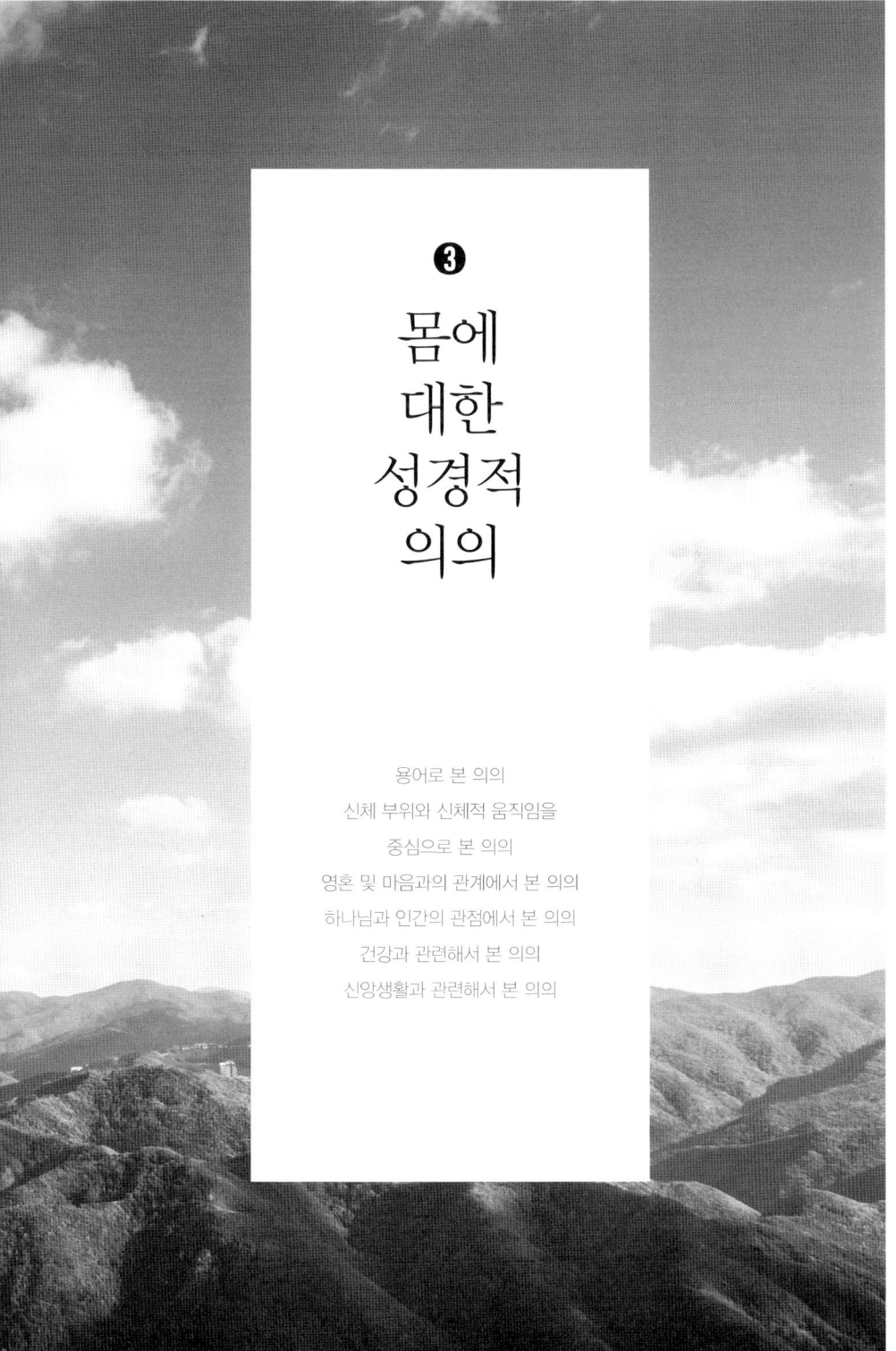

❸

몸에
대한
성경적
의의

용어로 본 의의
신체 부위와 신체적 움직임을
중심으로 본 의의
영혼 및 마음과의 관계에서 본 의의
하나님과 인간의 관점에서 본 의의
건강과 관련해서 본 의의
신앙생활과 관련해서 본 의의

1. 용어로 본 의의

인간의 몸에 대해 성경이 부여하고 있는 의미들을 밝히기 위하여 먼저 몸을 지칭하는 용어들을 살펴본 결과 구약성경에서는 '게바', '게비야', '게쉠', '메에', '베텐', '쉐에르', '쇼르', '에쩸', '오쳄' 등 인간과 관련해서는 오직 가시적이고 물리적인 몸을 의미하는 용어들과 '네페쉬'와 같이 영혼이나 몸 그리고 인간 자체까지도 다양하게 의미하는 용어가 있고, '바사르'와 같이 인간의 몸과 인간 자체를 의미하는 용어 등의 종류가 있다.

신약성경에서는 몸의 일부나 몸의 전체 그리고 인간의 외적이고 가시적인 모습과 인간 자체를 의미하는 '사륵스'와 몸과 인간 자체를 의미하는 '소마' 및 몸과 피부를 의미하는 '크로스' 등 세 개가 있다. 이 중 '사륵스'와 '소마'는 모두 인간을 의미하기도 하되, 인간의 죄의 속성을 따라가는 사람을 의미할 때는 '사륵스'를 사용하고, 하나님을 지향하는 인간을 의미할 때는 '소마'를 사용한다는 차이점이 있다.

이와 같은 용어들이 의미하는 바는, 특히 구약성경에서도 오늘 두 가지 서로 독립적으로 실재하는 실체로서 구성된다는 엄격한 의미에서의 이원론을 의미하는 것이 아니라 생활 언어 습관상의 이원론을 의미하는 것이다.[11) 생활 언어 습관상의 이원론이라는 것은 엄

---

11) 반 퍼슨은 영혼과 몸을 구별하는 습관이 우리의 일상생활의 관행과 사고방식 및 과거와 현재의 인간의 삶의 각 영역에서 사용하는 관용구 등에 은연중 깊숙이 배어 있다고 보았다. 그리고 이러한 것은 특정 물질의 색깔과 무게 및 크기를 구별하여 말하는 습관과 같다고 하며 매우 편리한 방식으로 고착화된 것이라고 보았다(반 퍼슨, 1985: 25). 필자는 이러한 관점에 동의하는 입장에서 '생활 언어 습관'이라는 표현을 이곳에서 사용하였다.

격한 이원론에 대한 인식과 전제를 하지 않은 상태에서 편의상 사용하는 이원론이라는 것이다. 일반적으로 '마음이 아프다'고 하거나 혹은 '몸이 아프다'는 언어를 사용할 때, 그 말을 하는 사람이 마음과 몸이라는 서로 분리된 실체를 전제하고 하는 말은 아니다. 좀 더 정확히 말하자면, 심리적 고통과 육체적 고통이 있음을 편리하게 표현하는 것에 지나지 않는 것이다.

이렇게 볼 때, 위에서 언급한 '게바', '게미야' 등 가시적 몸을 지칭하는 용어들은 제외한 채, 구약성경에서의 '네페쉬'와 '바싸르' 등에 한정하여 몸에 대한 의미를 해석하고 그 결과를 바탕으로 구약성경은 획일적으로 일원론을 견지하고 있다고 단언하는 것은 재고의 여지가 있다.[12] 오히려 당시에도 현대인들의 생활 언어 습관과 같이 인간이라는 존재를 상황에 따라 편리하게 다양한 방식으로 부르는 과정 속에서 몇 가지의 용어를 사용하게 되었다고 보는 것이 더욱 타당하다.

현대인들도 물리적 실체로서의 몸과 비물리적 실체로서의 마음이 실재한다는 확신을 하지 못하거나 그것에 대한 필요를 느끼지 못한 상태에서도 몸과 마음이 서로 영향을 준다는 표현을 자연스럽게 하고 있고, 또 듣는 사람도 어색함이 없이 이해하고 있다. 또 그러한 언어생활을 통해서도 일상생활에 아무런 불편이나 문제를 제기하지 않고 있다. 이와 같은 현상들은 성경이 기록되던 시대에도 동일하게 있었다고 볼 수 있다. 예를 들어 구약 성경을 보면 엄격한 이원론에

---

12) 반 퍼슨은 데카르트가 절대적 이원론을 주장한 것은 아니라고 하였다. 그에 따르면 데카르트는 '분명하고 확실한' 사유의 방식을 자신의 철학의 방법으로 삼았었기 때문에 어디까지나 철학적 사유의 차원에서는 영혼과 몸의 이원성을 주장한 것이지, 그가 그린 인간상에서는 우리가 일반적으로 일상생활에서 체험하는 몸과 영혼의 일체성을 수용할 여지를 남겨 두고 있다고 하였다(반 퍼슨, 1985: 39).

대한 인식과 전제 없이도 '마음이 몸에 영향을 끼치고 있다'는[13] 표현을 하고 있다.

> 아침에 나발이 포도주에서 깬 후에 그의 아내가 그에게 이 일
> 을 말하매 그가 낙담하여 몸이 돌과 같이 되었더니(삼상25:37).
> 이에 왕의 즐기던 얼굴빛이 변하고 그 생각이 번민하여 넓적
> 다리 마디가 녹는 듯하고 그의 무릎이 서로 부딪친지라(단5:6).

위의 첫 번째 인용문은, '그가 낙담하여 몸이 돌과 같이 되었더니'라고 하였는데, 낙담한 '마음'이 '몸'에 영향을 주어 돌 같이 딱딱하게 만들었다고 하는 이원론적 해석이 가능하다. 또한 두 번째 인용문의 뒷부분도 번민하는 '마음'이 '몸'에 영향을 주어 넓적다리 마디가 녹는 듯하고 무릎이 서로 부딪치게 되었다고 하는 이원론적 해석이 가능하다.

그러나 이런 성경의 표현들이 이원론적으로 해석 가능한 것이라고 하여, 성경의 기록자들이 엄격한 이원론에 대한 인식을 하고 그것을 토대로 언급한 것이라고 보는 데에는 무리가 따른다. 그들은 단지 생활 언어 습관대로 자신에게 동시에 나타나는 두 가지 현상을 한꺼번에 표현한 것에 지나지 않는다. 성경에서 이와 같이 엄격한 이원론에 대한 인식을 갖지 않은 상태로 이원론적이라고 볼 수 있는 표

---

13) '마음이 몸에 영향을 끼치고 있다'는 표현은 마음과 몸이 서로 영향을 주고받는 관계에 있음을 의미하는 것으로 일변 심신일원론을 견지하는 것으로 보일 수 있으나, 사실은 두 개의 독립된 실체를 전제하고 그 두 실체가 서로 영향을 끼친다고 하는 이원론의 입장에 서 있는 것이라고 할 수 있다.

현을 사용했다는 이유만으로 그들이 이원론을 따르고 있다고 본다는 것은 무리이다.

일원론도 이원론과 마찬가지 상황이라고 할 수 있다. 오늘날 많은 연구들이 성경의 인간관은 일원론이라고 단정하는 경향도 있으나 이러한 입장도 재고할 필요가 있다고 보인다. 그 이유는 위에서 설명한 바와 같다. 즉, 성경에서 인간에 관한 몇 개의 특정 용어가 몸과 영혼 그리고 사람을 동시에 지칭하는 것이라고 하여 그 시대의 인간관이 전적으로 일원론적이라고 단언하는 것도 재고의 여지가 있다는 것이다. 왜냐하면 성경의 기록자들이 오늘날의 이원론적 인식이나 데카르트와 같이 '분명하고 확실한' 철학적 사유를[14] 위하여 그러한 용어를 사용한 것이 아니기 때문이다. 그들은 단지 실존적 존재로서의 인간을 다양한 상황에 맞추어 설명하는 과정에서 생활 언어 습관에 맞추어 편리하고 이해하기 쉽게 사용한 것이라고 보는 것이 타당하다.

여기서 더 생각해 보아야 할 문제는 일원론이나 이원론이 지니고 있는 내재적 선결 과제이다. 즉, 마음과 몸 혹은 영혼과 몸의 관계를 논하기 위해서는 마음, 몸, 영혼에 대한 정의가 분명해야 한다는 것이다. 각자의 정의가 분명하지 않은 상태에서 양자 간의 관계를 논하게 되면 문제는 해결될 수 없기 때문이다.[15] 또한 이와 반대

---

14) 반 퍼슨, 1985.

15) 길버트 라일은 이러한 문제와 연관하여 '범주착오(category-mistake)'라는 개념을 제기하였다. 이에 따르면 어떤 특정한 범주에 속한 개념을 착각하여 다른 범주에 있는 개념과 동일 범주에 넣고 비교할 경우 문제가 해결될 수 없다. 이러한 관점에서 마음과 몸의 정의와 그에 따른 범주 설정이 바로 되어야 일원론의 문제도 해결되는 길이 열리게 된다고 볼 수 있는 것이다. 실제로 길버트 라일은 데카르트가 이러한 범주착오를 함으로써 잘못된 이원론을 주장하게 되었다고 본다(길버트 라일, 1994: 23).

로 각각에 대한 정의가 분명하게 내려진다면 양자 간의 관계는 쉽사리 풀릴 수도 있기 때문이다. 그러나 실제로 마음이나 몸 그리고 영혼이 무엇이냐는 것에 대한 정의를 내리기도 쉽지 않을 뿐만 아니라, 문제에 대한 인식 부족으로 관련 연구도 부족한 상황이다. 따라서 인간에 있어서 일원론의 문제는 쉽사리 해결될 기미를 보이지 않고 있다. 이러한 상황에서 성경에 나타난 인간관이 일원론적이냐 이원론적이냐를 묻는다는 것도 쉽지 않은 일이다.

2. 신체 부위와 신체적 움직임을 중심으로 본 의의

성경을 기록함에 있어서 인체의 거의 모든 부위들을 거론하고, 특히 일부 부위들은 수천 회에[16] 걸쳐 거론하고 또 인간의 여러 가지 동작들을 상황에 따라 다양하게 거론한 것은 인간에 관한 여러 가지 의미를 시사하고 있는 것이다.

첫째, 인간은 육체와 구별된 것으로서의 영혼만으로는 존재할 수 없다는 것이다. 이미 살펴본 바와 같이, 인간은 육체가 창조됨으로써 존재하게 되었고 육체가 움직임을 멈춤으로써 죽게 된다는 사실은 이를 잘 증명하고 있다고 하겠다.

둘째, 성경에서 삶의 다양한 측면을 거론할 때 각각의 상황에 맞게 다양하게 인체의 기관들에 관해 거론한 것에서 볼 수 있는 바와

---

16) 성경에서는 얼굴이 2,040회, 손이 1,630회, 눈이 868회 거론되었다.

같이, 인간들의 삶의 모든 영역은 몸을 떠나서는 이뤄질 수 없다는 것이다. 이에 따라 몸은 인간의 삶의 전 영역에 걸쳐 간여하는 것이라고 하겠다.

셋째, 성경에서 목표로 하는 구원은 단순히 육체와 구별된 것으로서의 영혼만을 대상으로 하는 것이 아니라, 육체성을 지니고 있는 단일체(單一體)적 존재로서의 인간을 대상으로 하는 것이라는 점이다. 이러한 점은 성경에서 육체를 통한 지상의 삶의 주요 영역인 의식주 및 질병의 문제에도 하나님의 구원의 손길이 미치고 있다는 것을 통해서도 알 수 있다.

넷째, 성경에서 제시하는 신앙생활은 육체를 통한 구체적이고 실존적인 삶에서 행해지는 것이며 추상적인 것이 아니라는 것이다. 예수 그리스도의 삶이 그러했고 또 성경의 지상 명령인 사랑도 어디까지나 몸을 통한 실천적인 사랑을 의미하는 것이라는 점은 이를 잘 뒷받침하고 있다.

3. 영혼 및 마음과의 관계에서 본 의의

인간의 몸에 대한 성경적 의미를 현대적 의미의 심신상관론적 관점인 심신일원론 혹은 이원론으로 접근하는 것은 잘못된 결과를 초래할 수 있다. 왜냐하면 현대적 의미의 심신상관론은 말 그대로 몸과 마음과의 관계를 다루는 것인데, 실제로 성경에서는 몸 외에 마음도 일정 영역을 차지하고 있지만 더욱 중요한 영역을 차지하고 있는 것은 영혼이기 때문이다. 영혼과 마음의 차이점을 간단하게 정리할 수는 없지만, 양자는 분명한 차이점이 있다는 것을 부정할 수 없다. 실제로 성경에서는 현대적 의미의 심신상관론의 입장으로 살펴볼 부분도 있으며 다른 한편으로는 영육상관론의 관점으로 살펴볼 부분도 따로 있다.

이러한 관점에서 보았을 때, 앞에서 살펴본 바와 같이 영육일원론이나 혹은 영육이원론 모두를 주장할 수 있는 각각의 근거들은 있다.[17] 그러나 성경의 목적은 영육의 문제를 이와 같이 일원론이냐 이원론이냐를 밝히는 것이 아니고, 궁극적으로는 하나님을 믿고 구원을 얻게 하고자 하는 것이다. 따라서 구원에 장애가 되지 않는다면 어떤 주장을 하느냐 하는 것은 중요한 문제가 되지 않는다고 하는 것이 성경적 입장이라고 할 수 있다. 특히 일원론이나 이원론의 틀을 벗어나지 못하는 인간의 언어 구조와 사고로서는 이러한 인간의 틀을 초월해 있는 하나님의 세계를 이해하는 데에 한계가 있다는 점도 고려해야 할 것이다. 성경에서도 이러한 점을 이미 지적하여 하나님의 세계는 인간이 완전히 이해할 수 없는 것이라고 하였다.[18]

마음을 영혼과 구별하여 '생각과 감정, 의식' 등으로 범위를 한정해 본다면, 성경은 일원론적 특징을 지닌 것이라고 보는 것이 무난하다.

---

17) 존 쿠퍼는 성경 전체적으로는 이분법을 지양하고 일원론을 주장하기는 하되, 신약에서 죽음에 있어서 몸과 혼의 분리를 말하고 있다는 이유를 들어 전적인 일원론을 주장하는 것에는 반대하고 있다. 실제로 영육일원론을 주장하게 되면 성경의 구원론에 문제가 제기될 수 있는 여지가 있음을 부인할 수 없다 (Cooper, 2013: 25).

18) 이러한 사실은 다음의 구절들을 통해서 유추할 수 있다. "내가 주께 감사하옴은 나를 지으심이 심히 기묘하심이라 주께서 하시는 일이 기이함을 내 영혼이 잘 아나이다(시139:14)." "이는 내 생각이 너희의 생각과 다르며 내 길은 너희의 길과 다름이니라 여호와의 말씀이니라. 이는 하늘이 땅보다 높음 같이 내 길은 너희의 길보다 높으며 내 생각은 너희의 생각보다 높음이니라(사55:8-9)."

4. 하나님과 인간의 관점에서 본 의의

몸을 인간 존재의 물리적 부분이라고 한정하여 놓고 보더라도 성경에서 인간의 몸이 차지하는 중요성과 가치 및 비중은 인간의 삶 전체와 신앙생활에도 불가결한 것임을 알 수 있다.

우선 성경에 기록된 인체와 관련된 용어의 종류가 140여 개로 많다는 사실과 관련해서도 그 중요성을 가늠할 수 있다. 성경에는 일반적으로 거론될 수 있는 인체 부위에 관한 거의 모든 용어가 망라되었다고 해도 과언이 아니다. 성경 기록에 사용된 인체 관련 용어는 종류상으로 다양할 뿐만 아니라 횟수상으로도 매우 많음을 알 수 있었다. 예들 들어 '손'을 의미하는 용어는 구약성경에서 만 1,603회 사용되었고 얼굴을 의미하는 용어는 2,040회 사용되었다.

성경에 인체와 연관된 용어가 이렇게 다양한 종류로 나타나고 있고 사용 빈도가 매우 높다는 것은 성경에서 인체가 인간의 삶과 직결되어 있다는 것에 대한 하나의 증거가 된다. 즉, 성경이 내용 구조상 인간의 몸을 배제하고는 성립 불가능하다는 것을 의미한다. 실제로 성경에 나타난 인간의 몸의 의미를 하나님의 관점과 인간의 관점에서 각각 고찰한 바를 살펴보면 이러한 주장이 설득력을 얻을 수 있다.

우선 하나님의 관점에서 보았을 때 인간의 몸이 의미하는 바는, 하나님이 스스로 살아 계신 존재임을 나타내는 수단, 모든 창조사역의 핵심이자 인간 창조의 수단, 세상을 다스리는 수단, 인간에 대한 구원의 수단, 인간에게 복을 주는 수단, 인간을 저주하는 수단, 인간과 소통하는 수단, 인간적 삶을 체험하는 수단 등 매우 다양하면서도 성경의 내용상 불가결한 요소로 나타나고 있다.

인간의 관점에서 보았을 때에도 인간의 몸이 의미하는 바는, 인간 존재 자체, 생명의 시작과 과정과 끝, 인간을 만들어 내는 수단, 하나님이 머무는 곳, 하나님을 만나는 수단, 기도의 수단, 내면적인 것을 나타내는 수단, 사랑을 하는 수단이자 사랑을 받는 통로, 믿음을 증거하는 수단, 인간의 아름다움을 나타내는 수단, 기독교인들에게 궁극적 목표와 소망의 토대가 되는 등 하나님의 입장에서 보았을 때와 비견될 수 있을 정도로 중요한 요소이다.

성경이 말하는 몸은 영혼과 비교하여 상대적으로 열등하거나 죄악시될 존재가 아니며, 하나님이 창조하고 난 후, "보시기에 심히 좋았더라(창1:31)"라고 평가할 만큼 아름답고 우수한 것이다. 또한 성경의 전체적 내용 구조상으로도 없어서는 안 될 중요한 요소로서의 가치와 비중을 차지하고 있는 것이다.

5. 건강과 관련해서 본 의의

인간의 몸에 대한 두 가지 관점, 즉 '몸은 곧 인간이다'라는 일원론적 관점에서 보든 혹은 '몸은 영혼이나 마음과 함께 인간을 구성하는 양대 요소이다'라고 보는 이원론적 관점에서 보든, 인간의 몸은 인간에게 있어서 없어서는 안 될 필수적인 요소로서의 가치와 비중이 있는 것임을 성경을 통해서 확인하였다. 이에 따라 몸을 근거로 살아가고 있는 우리 인간은 이 몸을 건강하게 관리하는 것이 필수적인 과제가 된다는 것은 자연스런 논리적 귀결이다.

구약성경에 아담이 하나님이 금지한 죄를 범하고 난 뒤, 하나님은 그에게 "네가 얼굴에 땀이 흘러야 식물을 먹고 필경은 흙으로 돌아가리니(창3:19)."라고 하였다. 이것은 아담이 원죄를 범하기 전에 에덴동산에서 살 때에는 아무런 노력을 하지 않아도 삶에 부족함이 없었으나 죄를 범함 이후에는 반드시 스스로의 노력이 있어야 삶에 필요한 것을 채울 수 있음을 의미한다.

그런데 여기서 땀을 흘려야 식물을 먹게 된다, 곧 인간의 삶에 필요한 것을 얻기 위해서는 노력을 해야 한다는 것은 단순히 음식에 국한하여 해석할 필요는 없다. 왜냐하면 삶에 필요한 것이 음식만은 아니기 때문이다. 따라서 여기서 땀을 흘려야 얻을 수 있게 되는 것은 삶에 중요한 요소인 건강도 포함되는 것이라고 보는 것이 자연스럽다고 할 수 있다. 즉, 아담이 죄를 범한 이후의 인간은 건강을 위해서도 땀을 흘려야 한다는 것을 의미하기도 한다는 것이다. 성경에서는 이에 따라 건강도 중시했고 또 건강을 위해 다양한 노력을 했었음을 보여 주고 있다.

1) 성경을 근거로 본 건강의 기준

건강을 지키거나 회복시키는 문제를 논하기 위해서는 건강의 기준이 있어야 한다. 세계보건기구(WHO)에서는 '건강이란 단순히 질병이나 허약함이 없는 상태가 아니라 육체적 · 정신적 · 사회적으로 완전히 평안한 상태(Health is a state of complete physical, mental and social well-being and not merely the absence of disease or infirmity)'라고 정의하고 있다. 그러나 '완전(complete)'과 '평안(well-being)'의 기준과 내용에 대해서는 견해가 다를 수밖에 없기에 이 또한 건강에 대한 완전한 정의라고 할 수 없다. 건강에 대한 세계보건기구의 정의에서 보듯이 어떤 것에 대한 완전한 정의를 내린다는 것은 매우 힘든 일이다. 그러나 성경의 건강을 논할 때는 성경을 근거로 보았을 때의 건강의 기준이 어떤 것이냐를 밝히는 것이 논의를 전개해 가는 과정에서 야기될 수 있는 혼란을 방지하는 데 도움이 될 것이다.

성경에서 건강한 사람의 모델은 하나님이 "보시기에 좋았더라(창 1:31),"**19)**고 평가한 최초의 인간에서 찾을 수 있다. 왜냐하면 성경의 입장에서 보았을 때, 전능한 하나님은 모든 것을 각자의 고유한 특성에 맞추어 완전하게 창조하였고 특히 인간의 경우를 본다면 완전한 건강의 상태로 창조하였다고 전제할 수 있기 때문이다. 달리 말하자면, 모든 피조물은 피조된 원래 상태를 완전한 상태로 보아야 하기 때문이라는 것이다.

이제 여기서 더 살펴보아야 할 것은 하나님이 "보시기에 좋았더라"고 하였을 때 그 인간의 모습은 어떠했는가 하는 것이다. 그 상태를 온전히 기술할 수 있으면 성경에서 말하는 완전한 건강의 상태를 설명할 수 있기 때문이다. 그런데 완전한 상태를 긍정적 방법으로 기술한다는 것은 불가능에 가까운 일이므로 여기서는 차선책으

---

19) '좋았더라'에 해당되는 히브리어 '토브'는 '좋은, 정직한, 선한, 친절한, 공정한, 정당한, 행운의, 순탄한, 즐거운, 보기 좋은, 어울리는, 아름다운, 훌륭한, 유쾌한, 마음에 드는, 유복한, 번영하는, 행복한, 행운의, 뛰어난, 위대한(로고스 히브리어 사전, 2002: 347)' 등의 의미를 갖고 있으므로 이를 통해서 심신이 건강한 인간의 모습을 유추해 볼 수 있다.

로 부정적 방법을 사용하고자 한다. 예를 들면, '성경에서 말하는 건강의 상태란 ~ 하지 않은 상태'라고 설명하는 방법이다.

(1) 건강은 하나님께 불순종하지 않는 상태이다

최초의 인간 아담은 처음에는 하나님의 말씀에 순종하는 삶을 살았다. 그리하여 하나님이 먹지 말라고 한 선악과를 먹지 않았고(창2:17), 여러 동물의 이름을 지으라고 하셨을 때 이름을 지었다(창2:19). 그러나 아담은 뱀의 유혹을 받아 하나님이 그에게 먹지 말라고 명하였던 선악과를 먹는 불순종을(창3:6) 저지르게 되었다. 그리하여 이전에는 벌거벗은 몸으로도 마음이 편안한 상태로 살았으나 이제는 그것에 부끄러움을 느끼게 되는 '심리적 부담감'(창3:7)을 갖게 되었다. 또 이전에는 없던 하나님과의 장벽이 생겨 하나님의 낯을 피하여 동산 나무 사이에 숨어 지내는 '불안감'(창3:8) 그리고 하나님이 부르시는 음성을 듣고 자신의 불순종으로 인한 죄악에 대한 '두려움'(창3:9-10)을 갖게 되었다.

이러한 관점에서 하나님은 순종하는 사람들에게는 온갖 복을 준다고 하였다(신28:1-14). 반면 불순종하는 사람들에게는 염병, 폐병, 열병, 염증, 학질, 한재, 풍재, 썩는 재앙, 애굽의 종기, 치질, 괴혈병, 피부병, 미치는 병, 눈머는 병, 정신병, 온몸의 종기 등 온갖 육체적 질병을 비롯한 저주를 내린다고 하였다(신28:15-68). 여기서 알 수 있는 사실은 인간은 하나님에게 불순종함으로 말미암아 육체 및 심리적 건강을 잃게 된다는 것이다. 여기서 불순종이 건강하지 않는 상태로 나타나지만, 넓게 본다면 불순종 자체도 이미 건강한 상태라고 할 수 없다는 것이다.

(2) 건강은 악한 영이 깃들지 않은 상태이다

이스라엘의 초대 왕 사울에게 악한 영(靈·루아흐)이 내리자(삼상 18:10), 그는 정신이 혼미해져 분별력을 잃고 사리 판단을 제대로 못 하였다. 그리하여 그는 자신에게 절대적으로 충성을 다하던 다윗을 시기심으로 인해 수차례 살해하려 하는 등 온갖 악행을 거듭하다 왕직을 제대로 수행하지 못하고 결국에는 처참한 최후를(삼상31:4) 맞이하고 말았다. 이것은 악한 영이 깃들게 되면 이성과 감성이 모두 정상적 기능을 발휘하지 못하는 상태, 곧 병든 상태가 됨을 의미한다.

(3) 건강은 도덕적 결함이 없는 상태이다

모세가 하나님으로부터 받은 핵심적인 율법인 십계명에는 인간관계에서 지켜야 할 도덕규범으로서 살인하지 말라, 간음하지 말라, 도적질하지 말라, 거짓 증언하지 말라, 이웃의 집을 탐내지 말라는 등 5가지 항목을 제시하고 있다. 성경에 나타난 도덕규범들은 이외에도 여러 가지가 있다. 이러한 도덕규범들은 인간이 거룩하신 하나님의(벧전1:16) 형상을 따라 지음받은 상태에서는 도덕적으로 완전하여 불필요한 것이었다. 그러나 불순종으로 인하여 타락한 이후에는 도덕적 결함으로 인해 지켜야 하는 규범들이 된 것이다.

육체적 결함이 있는 상태는 육체적으로 건강하지 못한 상태인 것과 같이 도덕적 결함이 있는 상태는 윤리적으로 건강하지 못한 상태이다. 따라서 성경에서는 도덕적 건강을 회복하고 유지하게 하기 위해 각종 윤리 규범들을 제시하고 지키도록 명령하고 있는 것이다.

(4) 건강은 심리적으로 부정적 요소가 없는 상태이다

성경에는 두려움, 근심, 염려, 낙담 등 심리적으로 부정적인 요소들을 많이 다루고 있다. 그런데 그 모습들이 "보시기에 좋았더라(창 1:31)."고 할 수 없는 상태이므로 하나님은 그것들을 제거하도록 도움을 주있다. 하나님은 불순종의 죄로 인해 벌서벗은 상태로 두려움에 떨고 있는 아담과 하와에게 가죽옷을 지어 주고, 아브람에게 "두려워하지 말라(창15:1).", 아브람의 아들 이삭에게 "두려워하지 말라(창26:24).", 이삭의 아들 야곱에게 "두려워하지 말라(창46:3)."고 하여 마음의 평안을 주었다. 또 이스라엘 백성들의 출애굽에 선봉을 섰던 모세에게도 "두려워하지 말라(민21:34)."고 하였고, 모세의 뒤를 이은 후계자 여호수아에게도 "담대하라 두려워하지 말며 놀라지 말라(수1:9)."고 하였다. 신약시대에 들어서 예수님도 제자들에게 '두려워하지 말라'는 말을 자주 하였다.

성경에서는 염려에 대해서도 "너희 중에 누가 염려함으로 그 키를 한 자라도 더할 수 있느냐(마6:27)"라고 하여 염려의 무용성과 해악성을 지적하고 염려를 하지 말라고 하였다. 근심도 "마음의 즐거움은 양약이라도 심령의 근심은 뼈를 마르게 하느니라(잠17:22)."라고 하여 근심은 뼈를 말릴 정도로 건강에 해로운 것임을 지적하였다. 또한 "네가 만일 환난 날에 낙담하면 네 힘이 미약함을 보임이니라(잠 24:10)."라고 하여 낙담이 해로운 것임을 지적하고 낙담하지 말 것을 명하였다.

(5) 건강은 질병이 없는 상태이다

최초의 인간에게는 질병이 없었으나 이후에 여러 가지 원인으로 인해 성경에는 수많은 종류의 육체적 질병이 발생하게 되었다. 왜냐하면 질병이 있는 상태는 하나님께서 "보시기에 좋았더라(창1:31)."고 할 수 있는 상태, 곧 건강한 상태가 아니라고 할 수 있기 때문이다. 따라서 성경적으로 볼 때 건강이란 질병이 없는 상태라고 할 수 있다. 성경에서 "저희는 죽는 때에도 고통이 없고 그 힘이 건강하며(시 73:4)"라고 하였는데, 이것을 통해서도 건강이란 고통스런 질병이 없는 상태를 의미하는 것이라고 유추해 볼 수 있다.

(6) 건강은 호흡의 곤란이 없는 상태이다

성경에서 호흡은 생명의 시작이자 과정이고 끝이 되는 것이라고 하였다. 더 나아가 생명 자체를 바로 호흡이라고도 보았다.[20] 이런 관점에서 보면 생명력이 강한 상태, 곧 건강한 상태라는 것은 호흡이 편하다는 것이요, 건강을 잃은 상태는 호흡이 불편한 상태가 된다. 한마디로 호흡은 건강의 척도가 되는 것이다.

욥이 극도로 괴로운 상태를 나타내면서 "이러므로 내 마음이 뼈를 깎는 고통을 겪느니 차라리 숨이 막히는 것과 죽는 것을 택하리이다(욥7:15)."라고 하거나 "나를 숨 쉬지 못하게 하시며 괴로움을 내게 채우시는구나(욥9:18)."라고 하여 '숨이 막히고', '숨을 쉬지 못한다'는 용어를 사용한 것은 숨을 잘 쉬는 것이 편하고 건강한 상태요, 숨을

---

20) "그 가운데 모든 사람을 칼날로 쳐서 진멸하여 호흡이 있는 자는 하나도 남기지 아니하였고(수 11:11)"에서 '호흡이 있는 자'란 바로 생명이 있는 살아 있는 사람을 말하는 것이다.

쉬는 것이 곤란한 상태는 불편하고 건강하지 못한 상태임을 나타내는 것이다.

(7) 건강은 신체 모든 기관의 기능이 부족함이 없는 상태이다

성경에서는 "모세의 죽을 때 나이 일백 이십 세나 그 눈이 흐리지 아니하였고 기력이 쇠하지 아니하였더라(신34:7)."라고 하였다. 여기시 모세라는 사람이 장수를 하였으나 눈이 흐리지 않았다고 하는 것은 장수를 하되 마지막까지 몸의 모든 부위들이 제 기능을 온전히 발휘했다는 것을 의미하는 것이다. 즉, 건강이란 신체의 모든 기관들이 제 기능을 온전히 발휘하여 기능상의 부족함이 없는 상태라고 말할 수 있다.

(8) 건강은 사명을 감당할 능력의 부족함이 없는 상태이다

앞에 인용된 모세의 경우에 신체의 모든 기관이 제 기능을 발휘하고 또 기력이 쇠하지 않았다는 것은 자신의 삶을 수행하는 데 필요한 체력을 유지하고 있었음을 의미한다. 성경에 따르면 모든 인간은 하나님으로부터 받은 각자의 사명이 있는데(창1:28), 신체적인 문제로 인하여 이것을 감당할 수 없다면 그것은 건강한 상태라고 볼 수 없다는 것이다.

2) 건강은 하나님의 뜻과 명령이며 인간의 간절한 소망이나

성경에서 인간의 몸은 없어서는 안 될 가치와 비중을 차지하고 있는 것이므로, 기독교인들은 몸을 잊지 말고 건강하게 관리해야 할

책임이 있다. 하나님은 인간에게 하나님 자신을 대신하여 세상을 다스리라는 첫 번째 명령을 내렸다(창1:26). 따라서 세상을 다스릴 주체적 수단으로서의 자신의 몸을 건강하게 관리하지 못한다면 기독교인으로서의 책임을 감당할 수 없다는 것도 유의할 점이라고 하겠다. 성경은 실제로 인간의 건강이 하나님의 뜻이요, 명령이라는 것을 다음과 같이 보여 주고 있다.

> 그런즉 근심으로 네 마음에서 떠나게 하며 악으로 네 몸에서
> 물러가게 하라 어릴 때와 청년의 때가 다 헛되니라(전11:10).
> 평강의 하나님이 친히 너희로 온전히 거룩하게 하시고 또 너
> 희 온 영과 혼과 몸이 우리 주 예수 그리스도 강림하실 때에
> 흠 없게 보전되기를 원하노라(살전5:23).

위의 전도서 인용문에서 '악'으로 번역된 히브리어 '라'는 육체적 고통이나 상처를 의미하는 것이며, '몸'으로 번역된 '바싸르'는 특히 물리적 몸, 즉 육체를 의미하고 있다. 따라서 이 문장은 앞부분에서 설명한 근심이 없는 마음의 건강뿐만 아니라 육체적으로도 고통이나 상처가 없는 건강을 유지하기를 명령하는 글이라고 해석할 수 있다. 또한 데살로니가 전서의 인용문에서는, 영과 혼과 몸을 각각 분리하여 모든 요소들이 다 '흠 없게'(아멤프토스) 보존되는 것이 하나님의 뜻임을 나타내고 있다.

여기서 인간을 영(프뉴마)과 혼(프쉬케)과 몸(소마) 등으로 의도적으로 세분하고 각각의 것이 모두 흠이 없기를 바란다고 하였는데, 여기

서 흠에 해당되는 헬라어 '아멤프토스'는 '흠 없이', '나무랄 데 없는', '책망할 이유가 없는' 등의 의미를 지닌 것이다.[21] 이러한 내용들을 종합해 보았을 때, 이 문장은 영이나 혼뿐만 아니라 육체도 질병이나 상처 등의 흠이나 혹은 다른 부족함이 없는 온전한 건강 상태를 유지하기를 바란다는 것을 의미한다. 성경에서는 인간의 건강은 하나님의 뜻이자 명령일 뿐만 아니라 당사자인 사람도 간절히 바라고 또 그를 위해 노력하는 것임을 말해 준다.

> 주는 나를 용서하사 내가 떠나 없어지기 전에 나의 건강(바라그)을 회복시키소서(시39:13).
> 누구든지 언제든지 제 육체(사륵스)를 미워하지 않고 오직 양육(엑트렙호)하여 보호(달포)하기를 그리스도께서 교회에게 함과 같이 하나니(엡5:29).

시편 인용문에서의 건강에 해당되는 히브리어 '바라그'는 '슬픔을 이기다, 힘을 회복하다, 강하게 하다'를 의미한다. 이 시는 다윗이 자신이 지은 죄로 인하여 심신이 허약해져 죽을 위기에 놓였을 때 힘을 회복하고 강하게 되기를 바라는, 즉 건강을 얻기를 간절히 기도하는 내용을 담고 있다.

그 다음에 인용된 에베소서에 나오는 '사륵스'는 특히 육체를 의미하며, '엑트렙호'는 '장성하기까지 키우다, 즉 일반적으로 소중히 기

---

21) 디럭스 바이블, 2014

르다, 훈련시키다'는 것을 의미하며, '달포'는 '알을 품다, 즉 상징적으로 소중히 여기다, 귀여워하다'는 것을 의미한다.[22) 이 문장은 특히 "누구든지 언제든지"라는 표현을 사용하여 인간이라면 누구나 항상 예외가 없다는 것을 먼저 강조하면서 시작한다. 그리고 사람들은 누구나 할 것 없이 자신의 육체를 장성하기까지 소중히 기르고 훈련시키며, 어미 닭이 알을 품듯이 소중히 여긴다고 하고 있다. 또한 모든 사람들이 자신의 육체에 대해서 하는 모든 행동들의 강도가 예수 그리스도가 교회에 대하여 하는 정도라고 강조하고 있다. 예수 그리스도가 교회를 대하는 정도란 것은 자신의 생명을 희생시키면서까지 행동함을 의미하는데, 이는 곧 모든 사람들이 자신의 건강을 위해 노력하는 정도가 말 그대로 필사적임을 말하는 것이다.

모든 사람들이 자신의 건강을 위해서 필사적일 수밖에 없다는 것은, 육체의 죽음은 결국 자기 자신의 죽음임이 너무 분명하기 때문에 살고자 하는 가장 근원적이고 본질적인 강력한 생존 본능에 의해 그럴 수밖에 없음을 나타낸다. 성경의 내용을 종합해 볼 때, 건강은 모든 사람들이 염원하는 것이라는 사실을 알 수 있다.

3) 건강을 위해 도움을 주는 하나님
(1) 건강의 조건들을 제공해 주는 하나님
성경적으로 볼 때 인간이 건강하기 위해서는 영적인 것과(시16:9) 육체적인 것 모두가 필요한데, 하나님은 인간의 건강을 귀하게 여기

---

22) 디럭스 바이블, 2014

므로 이것들을 모두 공급하여 준다. 하나님은 최초의 인간인 아담 부부를 위하여 에덴동산에 먹을 것을 주었고, 이스라엘 백성들이 가나안을 향해 광야를 통과할 때 마실 물과 먹을 음식을 공급하였다. 또한 엘리야 선지자가 광야의 로뎀 나무 그늘에서 기력이 쇠하여 죽게 되었을 때 천사를 보내어 숯불에 구운 떡과 물 한 병을 공급하였다(왕상19:7). 그리하여 엘리야 선지자는, "일어나 먹고 마시고 그 식물의 힘을 의지하여 사십 주 사십 야를 행하여 하나님의 산 호렙에 (왕상19:8)" 이를 수 있는 건강을 회복하게 되었다.

예수 그리스도는 오병이어의 기적을 베풀어 수많은 굶주린 사람들의 건강을 지켜 주었을 뿐만 아니라 "염려하여 이르기를 무엇을 먹을까 무엇을 마실까, 무엇을 입을까 하지 말라(마6:25)."고 하여 건강에 필요한 음식을 반드시 공급해 줄 것을 약속하였다. 하나님은 인간들에게 육체적 건강을 위한 음식과 물과 햇빛 등을 공급해 주었다.

예수 그리스도는 "사람이 떡으로만 살 것이 아니요, 하나님의 입으로부터 나오는 모든 말씀으로 살 것이라(마4:4)."라고 가르치며, "영생의 말씀(요6:68)"을 전해 줌으로써 육적 건강 외에 영적 건강을 위한 조건들을 공급해 주었다. 이렇게 인간들의 건강에 필요한 것들을 하나님이 공급해 주는 것은 하나님이 인간의 건강을 귀중하게 여긴다는 증거이다.

(2) 건강을 회복시켜 주시는 하나님

성경을 보면 다니엘은 하나님께 기도하다 지쳐 건강이 악화되어 힘이 다 빠지고 죽을 지경에까지 이르게 되었다. 이때 하나님은 천

3. 몸에 대한 성경적 의의

사를 보내어 '두려워하지 말라. 평안하라.'는 말로 심리적 건강을 회복시키고, '강건하라, 강건하라.'는 말로 육체적 건강을 회복시켜 주었다.

인자와 같은 이가 있어 내 입술을 만진지라 내가 곧 입을 열어 내 앞에 서 있는 자에게 말하여 이르되 내 주여 이 환상으로 말미암아 근심이 내게 더하므로 내가 힘이 없어졌나이다. 내 몸에 힘이 없어졌고 호흡이 남지 아니하였사오니 내 주의 이 종이 어찌 능히 내 주와 더불어 말씀할 수 있으리이까 하니 또 사람의 모양 같은 것 하나가 나를 만지며 나를 강건하게 하여 이르되 큰 은총을 받은 사람이여 두려워하지 말라 평안하라 강건하라 강건하라 그가 이같이 내게 말하매 내가 곧 힘이 나서 이르되 내 주께서 나를 강건하게 하셨사오니 말씀하옵소서(단10:16-19).

(3) 질병을 치료해 주시는 하나님
나 여호와가 너를 항상 인도하여 마른 곳에서도 네 영혼을 만족케 하며 네 뼈(에젬)를 견고케 하리니 너는 물 댄 동산 같겠고 물이 끊어지지 아니하는 샘 같을 것이라(사58:11).
여호와께서 또 모든 질병을 네게서 멀리 하사 너희가 아는 애굽의 악질에 걸리지 않게 하시고 너를 미워하는 모든 자에게 걸리게 하실 것이라(신7:15).
예수께서 온 갈릴리에 두루 다니사 저희 회당에서 가르치시며 천국 복음을 전파하시며 백성 중에 모든 병과 모든 약한 것을 고치시니(마4:23).

예수께서 이르시되 딸아 네 믿음이 너를 구원하였으니 평안히 가라 네 병에서 놓여 건강할지어다(막5:34).

위의 인용문들은 하나님이 자신의 생명을 내어 줄 만큼 자신의 백성들을 사랑한다고 약속한 대로, 그들의 건강을 위한 실제적인 도움을 준다는 것을 보여 주고 있다. 첫 번째 인용문에서 뼈로 번역된 '에쩸'은 몸 전체도 나타내는 용어인데(디럭스 바이블, 2014), 이 인용문은 사막 같은 메마른 곳에서 힘들어하는 사람의 영혼과 육신을 하나님이 모두 건강할 수 있도록 인도한다는 약속을 담고 있다.

두 번째 인용문은 질병으로부터 건강을 지켜 준다는 구체적인 약속을 보여 준다. 그다음의 두 인용문은 예수 그리스도가 많은 사람들이 갖고 있던 모든 종류의 질병을 치료해 주었다는 것을 보여 준다. 실제로 성경의 내용을 보면 예수의 전체 사역 가운데 질병을 고치는 일이 약 3분의 1이나 될 정도로 건강을 위해 많은 도움을 주었다는 것을 알 수 있다. 이러한 내용들은 모두 인간들의 건강에 하나님은 큰 관심을 갖고 있으며, 실제로 건강을 위해 질병 치유를 비롯한 많은 도움을 준다는 것을 보여 준다.

6. 신앙생활과 관련해서 본 의의

성경이 기록된 가장 큰 목적은 무엇보다도 성경을 읽음으로써 신앙생활을 잘하게 하는 것이다. 이렇게 보았을 때, 성경을 기록할 때 큰 비중을 갖고 사용된 몸은 신앙생활과 어떤 관계가 있는가를 살피는 것은 의미가 있다.

1) 몸은 성경을 이해하는 수단이다

성경의 목적은 단순히 정보를 전달하고 그 정보를 기억하게 하는 것으로 끝나려는 것이 아니라, 성경이 전달해 주는 정보를 받은 사람이 그 정보를 삶에 실천적으로 옮기게 하려는 것이다. 따라서 이러한 목적을 달성하기 위해서는 성경을 읽는 사람도 단순히 읽고 기억하는 것에서 끝나서는 안 된다. 그가 해야 할 것은 성경 내용을 몸으로 체득하여 자연스럽고 거리낌 없으며 즐겁게 실천에 옮기는 단계까지 나가야 하는 것이다.[23] 여기서 바로 체득의 과정이 필요한데, 그 과정의 바탕이 되는 것이 몸이 되는 것이다.

논어의 첫머리에 나오는 '학이시습지불역열호(學而時習之不亦說乎)'라는 구절이 이러한 과정을 잘 대변해 주고 있다. 이 구절은 공부의 방법과 단계를 말해 준다. 먼저 '학(學)'을 통해 정보를 받아들이고, 그다음에 그것을 몸에 익힐 때까지 지속적으로 반복 연습하는 '시습(時習)'의 단계를 거친 후에야 비로소 배운 것(學)에 대한 기쁨을 누릴 수 있

---

23) 데살로니가 전서 5:16에서 "항상 기뻐하라"는 것은 원수를 사랑할 때도 기뻐하라는 의미로 해석해야 하는 것을 근거로 한다.

게 된다는 것이다. 여기서 특히 중요한 단계는 바로 '습(習)'의 단계이다. '습(習)'은 날개를 뜻하는 '우(羽)'와 흰색을 뜻하는 '백(白)'이 합하여된 글자로서 그 의미는 털이 흰 어린 새가 알에서 깨어 나와 날갯짓을 수없이 반복한 후에 하늘을 날 수 있게 된다는 것이다.

예를 들면 자전거를 탈 수 있으려면 타는 방법을 말로 들어서만 되는 것이 아니라, 말 그대로 자신이 몸으로 반복적인 연습(練習)을 해야 한다는 것과 같다.

성경의 내용도 단지 눈으로 읽고 귀로 듣는 것만이 아니라, 몸을 통해서 수없이 반복 연습을 할 때 그 의미를 깨닫게 된다는 것이다. 예를 들어 성경에서 "나는 너희에게 이르노니 너희 원수를 사랑하며 너희를 박해하는 자를 위하여 기도하라(마5:44)."는 내용을 보았다고(學) 해서 원수를 바로 사랑하거나 자신을 박해하는 사람을 위해서 즐거워하는 마음으로 기도한다는 것은 아주 특별한 경우가 아니고는 거의 불가능한 일이 될 것이다. 이때 필요한 것이 몸을 통한 '시습(時習)'의 방법이라는 것이다. 몸을 통해서 직접 원수를 사랑하는 연습을 수없이 반복할 때 그것이 가능해지며, 또 그것을 통해서 기쁨도 누릴 수 있게 된다.

곧 성경에서 말하는 '항상 기뻐하라'는 단계와 논어에서 말하는 '기쁘지 아니한가(不亦說乎)'의 단계에 이르게 되는 것이다. 결국 몸은 신앙의 첫 단계인 성경의 이해를, "자신의 신체적 움직임을 통하여 배움에 이르는"[24] '실천지(實踐知, embodied knowledge)'[25]를 통해서 가능

---

24) 김정명, 2005.
25) 이 용어는 김정명 교수가 그의 오하이오 주립대학 철학박사논문인 'Physical Education as

하게 만드는 핵심적 수단이 되는 것이다.

2) 몸은 성경의 목적을 실현하는 수단이다

성경의 목적은 궁극적으로 그 내용을 실천하게 하는 것이다. 그리하여 예수도 제자들에게 "나더러 주여 주여 하는 자마다 다 천국에 들어갈 것이 아니요, 다만 하늘에 계신 내 아버지의 뜻대로 행하는 자라야 들어가리라(마7:21)."라고 하였고, 사도 야고보도 "너희는 말씀을 행하는 자가 되고 듣기만 하여 자신을 속이는 자가 되지 말라(약1:22)."라고 하여 실천적 신앙을 강조하였다.

성경의 가르침의 핵심은 바로 하나님 사랑과 이웃 사랑인데, 그 사랑은 말로 해서 되는 것이 아니라 오직 몸을 통한 실천을 통해서만 가능한 것이다. 하나님도 인간을 사랑할 때 말로만 한 것이 아니라 몸을 십자가에서 희생시키는 행동으로 하였다. 사랑 외에도 성경의 모든 가르침은 바로 몸을 통한 실천을 통해서만 의미가 있게 된다는 점에서 몸은 결국 성경의 내용을 현실화시키는 수단이 되는 것이다. 기독교 역사상 기독교가 쇠퇴하고 부패한 것은 바로 배운 것에 대한 실천의 부족이 가장 큰 원인이라는 점에서, 인간의 몸은 기독교 정신의 실현을 위해 매우 중요한 역할을 한다.

Artful Knowing'에서 체육적 상황 속에 존재하는 독특한 앎의 양식을 지칭하는 것으로 사용한 것이다. 그는 모든 예술적 영감은 이론적 앎을 통해서 발생하는 것이 아니라 예술 행위 속의 실천지(實踐知)를 통해서 가능하다고 하였는데, 필자는 성경의 목적도 실천을 목적으로 하는 것이라는 의미에서 성경의 내용은 실천지(實踐知)를 통해서 이해 가능하다고 보고 이 용어를 사용하였다.

"주는 나를 용서하사 내가 떠나 없어지기 전에
나의 건강을 회복시키소서"(시39:13)

"그런즉 근심으로 네 마음에서 떠나게 하며
악으로 네 몸에서 물러가게 하라"(전11:10)

"누구든지 언제든지 제 육체를 미워하지 않고 오직 양육하여 보호
하기를 그리스도께서 교회를 보양함과 같이 하나니"(엡5:29)

"너희는 도를 행하는 자가 되고 듣기만 하여
자신을 속이는 자가 되지말라"(약1:22)

"그러므로 형제들아 내가 하나님의 모든 자비하심으로
너희를 권하노니 너희 몸을 하나님이 기뻐하시는 거룩한
산 제사로 드리라 이는 너희의 드릴 영적 예배니라"(롬12:1)

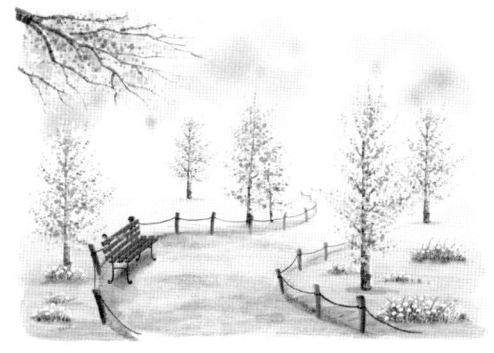

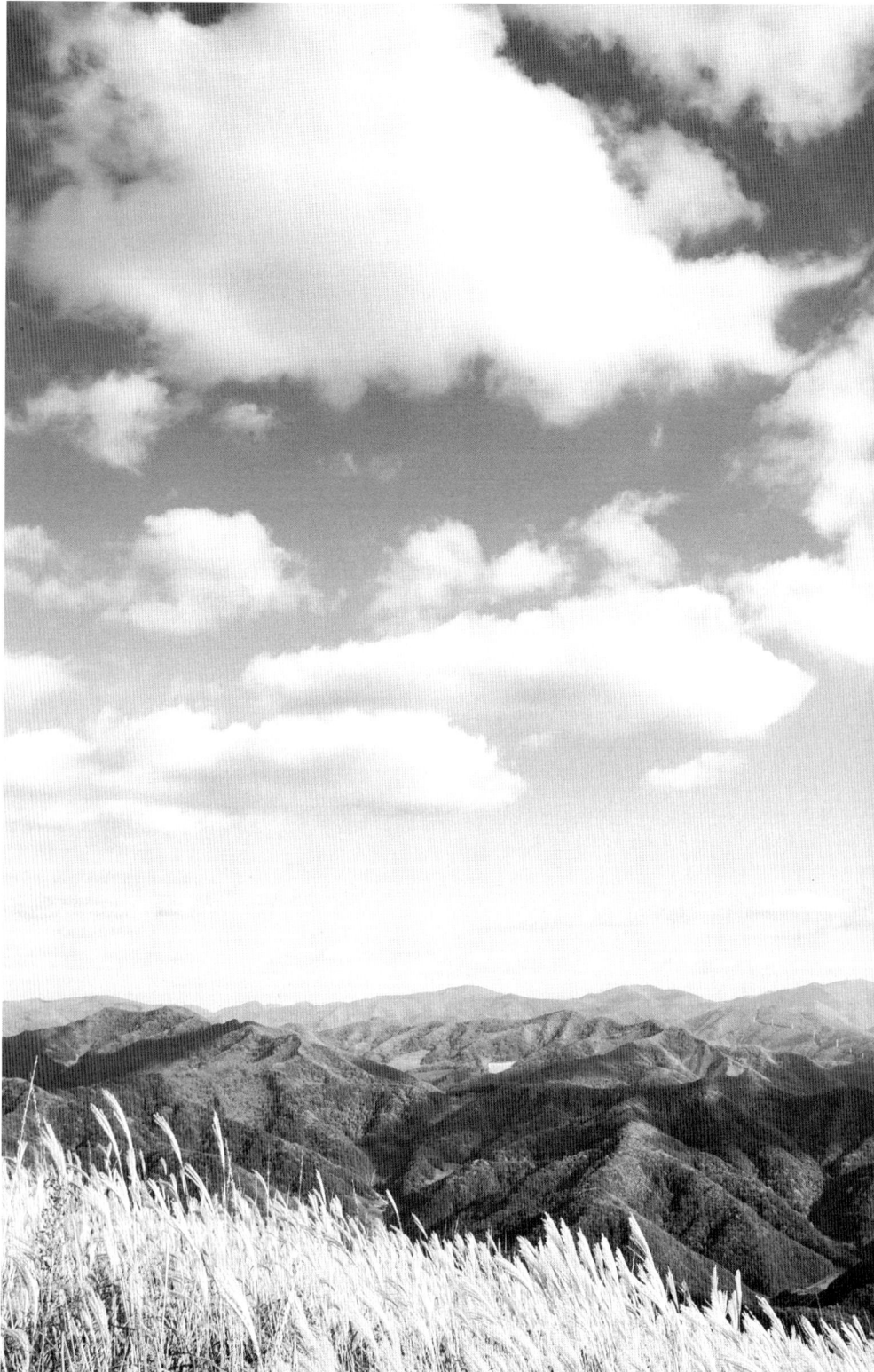

❹
휴식

휴식의 의미
휴식의 필요성
휴식의 방법

1. 휴식의 의미

1) 한글(쉬다)[26]

(1) (하던 일이나 몸짓 등을 얼마동안) 멈추다.

(2) (피로를 풀려고 마음이나 몸을) 편하게 하다.

(3) 결근 또는 결석을 하다.

(4) 잠을 자다.

2) 성경(쇼바트 · שָׁבַת), (누아흐 · נוּחַ).

구약성경에서 휴식을 의미하는 용어는 하나님이 천지를 창조하시고 난 후 안식을 취하셨을 때 사용된 '쇼바트'가 대표적이다. 위에 인용한 두 용어는 모두 '쉬다'와 '그만두다'를 의미한다. 결국 성경에서 '안식' 혹은 '휴식'은 '어떠한 일로부터 벗어남'을 의미한다고 하겠다.

"하나님이 그가 하시던 일을 일곱째 날에 마치시니 그가 하시던 모든 일을 그치고 일곱째 날에 안식(쇼바트)하시니라"(창 2:2)

"너는 가서 마지막을 기다리라 이는 네가 평안히 쉬다가(누아흐) 끝 날에는 네 몫을 누릴 것임이라"(단12:13)

---

26) 삼성출판사, 1984. 동아출판사, 1992.

3) 한자(休: 쉴 휴, 息: 숨 쉴 식)

'休'는 사람이 나무와 함께 있는 것을 의미하는데, 이것을 바탕으로 볼 때 '休'는 소위 '자연으로 돌아가라'는 것과 같은 의미이다. '息'은 '스스로', '자연히' 등을 의미하는 '自'와 '마음'을 의미하는 '心'이 합하여 된 글자이다. '息'은 '숨을 쉬다'는 뜻을 지니고 있지만, '自'와 '心'이 합하여 된 글자임을 생각할 때 휴식은 마음이 자연의 상태에 있음을 말하는 것이고, 달리 말하면 마음이 편안하여 숨을 제대로 쉬는 것이다.

종합하면, 한자에서 '휴식'은 숨도 편안히 못 쉬고 헐떡이는 힘든 삶에서 벗어나 심신이 편안한 자연의 상태로 돌아가는 것을 의미한다.

4) 휴식의 종합적 의미

한글과 성경과 한자에서 말하는 '휴식'의 의미는 모두 일맥상통하는 것으로, '숨도 편히 못 쉬게 되는 고달픈 인간의 삶에서 벗어나 하나님의 품 혹은 하나님이 창조하신 순수한 자연의 품에 안기는 것'이라고 하겠다.

2. 휴식의 필요성

휴식은 인간을 포함한 모든 생명체가 정상한 생명을 유지하기 위해서 꼭 필요한 것이다. 이것은 하나님의 명령이기도 하고 과학적으로나 체험적으로 의심의 여지가 없는 것이다. 휴식은 이와 같이 건강 유지에 꼭 필요한 것인 만큼 제대로 된 휴식을 취하는 것 또한 매우 중요하다.

하나님이 인간들에게 계속 일만 하도록 '낮' 시간만이 아니라, 규칙적으로 '밤' 시간을 주신 것은 낮 시간의 일 뒤에는 밤 시간에 반드시 잠을 통해 휴식을 취하게 하기 위함이라고 보는 것이 자연스럽다.

그러나 특히 현대 한국인들은 소위 '잠 못 이루는 밤'이 연속되는 피곤한 삶을 살고 있다. 이에 따라 온갖 가지 심신의 질병도 생겨나고 건강한 삶을 누리지 못하게 되는 것이다.

따라서 적어도 행복한 삶을 추구하는 사람이라면 '일-일-일-사망'하는 삶 대신, '일-휴식-일-휴식'의 창조 원리에 맞는 삶을 회복하여야 할 것이다

3. 휴식의 방법

앞에서 휴식의 의미를 살펴본 바와 같이, 휴식은 단순히 잠을 자는 것은 아니라 근심, 걱정, 긴장 등을 가져다주는 인간적인 사건들로부터 벗어나 몸과 마음이 편안하게 되도록 특정한 노력을 하는 것이다.

마음의 평안은 가치관이나 세계관 그리고 신앙심 등에 의해 얻어질 수도 있다. 그러나 앞에서도 살펴본 바와 같이 몸과 마음은 불가분의 관계에 있는 단일체이므로 몸적 이완을 통해서도 심적 이완 및 평안이 가능해진다.

일상생활에서 심적 곤란을 몸적 용어로 사용하는 경우들이 있다. 예를 들어, '뱃속이 편하다'고 하는 것은 심적 편함을 표현하는 것이지만, 실제로 배 속의 근육이 긴장에서 벗어나 이완되는 것이기도 하다. '어깨가 무겁다거나 가볍다'고 하는 것도 마찬가지 경우이다.

본서에서는 몸적 이완을 통한 심적 이완을 도모하고 궁극적으로 심신이 편안해지는 능동적인 휴식의 방법을 제시하고자 한다.

1) 감각마비

사람들은 출생 후 자신이 속한 문화에 적응해 가면서 특정 자세와 동작에 고착되어 간다. 이 과정에서 사용하지 않는 부위의 감각은 둔해지고 마비되어 간다. 그 결과, 자신의 어느 부위가 마비되어 있는지조차 모르고 살아간다.

2) 감각 깨우기

몸의 이완을 위해서는 '고유수용감각기(Proprioceptor)'를 통한 '감각 깨우기(Sensory-Awareness)' 작업이 필요하다. 이러한 '감각 깨우기'는 '호흡 편'의 '몸 고르기' 부분을 따른다.

3) 이완법의 종류

(1) 심상법

· 예수님이 긴장하고 있는 자신에게 다가와, 사랑스런 눈길로 바라보시고, 따뜻한 손으로 자신의 이마와 어깨 및 등을 어루만지시며 '평안하라, 평안하라!' 하시는 모습을 오감을 사용하여 최

대한 구체적으로 그려 본다. 그 과정 속에서 자신의 심신이 점점 이완되어 가는 모습을 가급적 정확하게 떠올린다(예수님의 얼굴색과 표정, 눈빛의 정확한 모습, 자세, 손의 온도, 부드러운 정도, 음성의 크기와 높낮이 및 음색 등 최대한 세부적인 것까지 상상하는 것이 더 도움이 된다).

· 편안하게 누워서 자신의 꿈이 이루어진 상태나 자신이 가장 기뻐하게 되는 상황을 상상하고 그 상황에서 자신의 표정이 어떤 모습일까를 구체적으로 떠올린다. 눈빛, 눈 주위의 근육, 뺨의 색, 입술의 모양 등을 정확하게 그리고 약 2분 이상 머문다. 가장 행복한 표정을 지을 때 어깨와 손바닥, 목, 등, 골반, 종아리, 발뒤꿈치 등이 어떤 상태에 놓이게 되는지 떠올린다.

(2) 자각법
· '호흡 편'의 '몸 고르기' 부분을 따른다.

"여호와는 나의 목자이시니

내가 부족함이 없으리로다

그가 나를 푸른 초장에 누이시며 쉴 만한 물가로 인도하시는도다

내 영혼을 소생시키시고

자기 이름을 위하여 의의 길로 인도하시는도다

내가 사망의 음침한 골짜기로 다닐지라도

해를 두려워하지 않을 것은

주께서 나와 함께하심이라

주의 지팡이와 막대기가 나를 안위하시나이다

주께서 내 원수의 목전에서 내게 상을 베푸시고

기름으로 내 머리에 바르셨으니 내 잔이 넘치나이다

나의 평생에 선하심과 인자하심이 정녕 나를 따르리니

내가 여호와의 집에 영원히 거하리로다"

(시편23편)

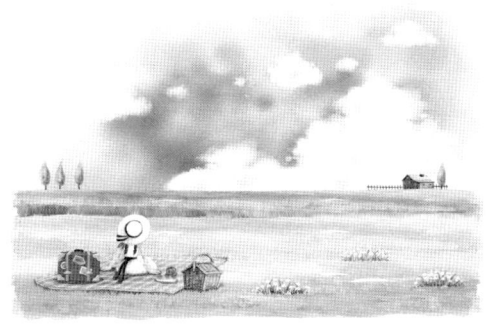

69
4. 휴식

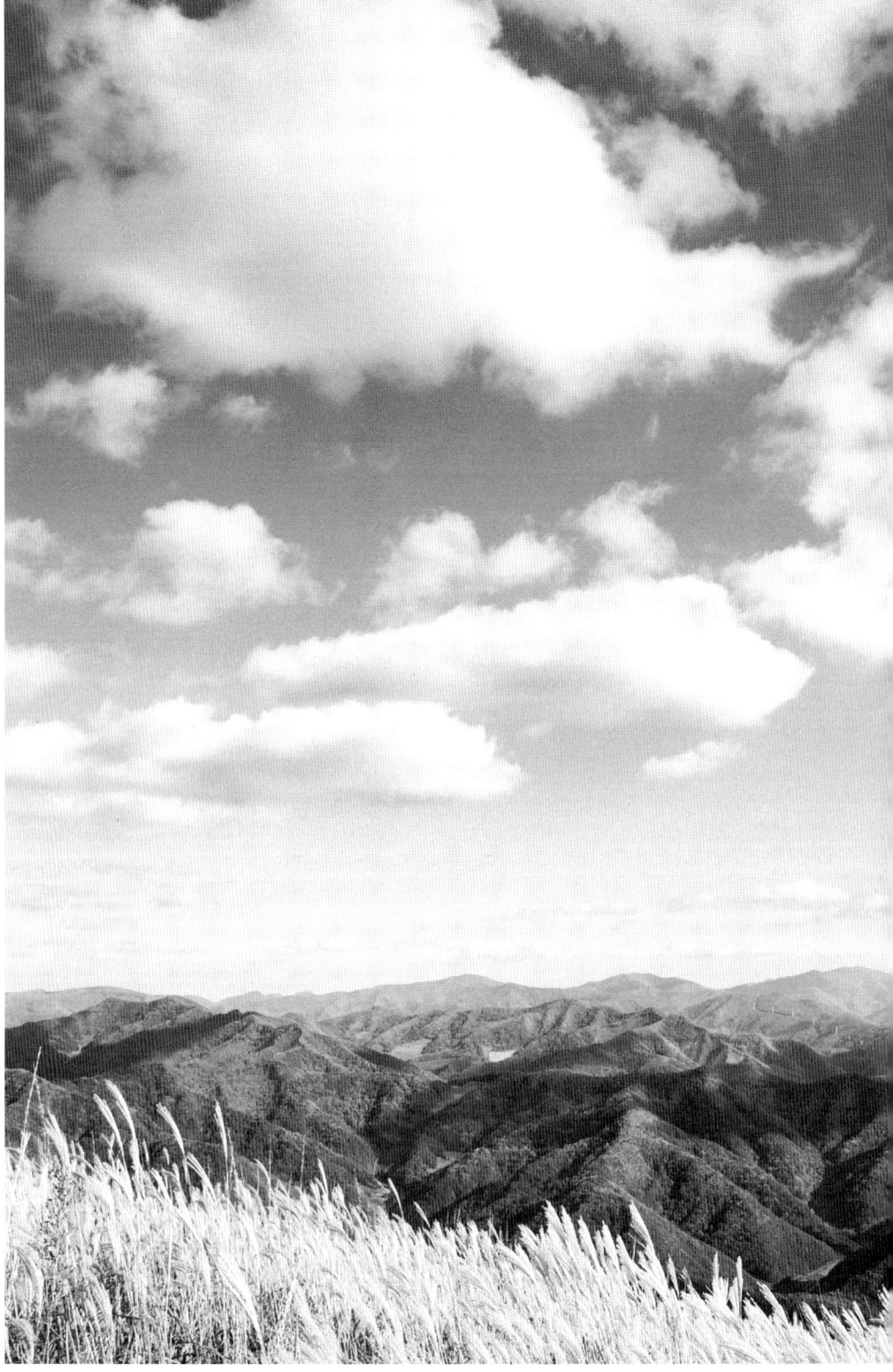

❺

자세와
호흡[27]

호흡은 삶의 시작과 과정과 끝이다

호흡은 심신 건강의 척도이다

심호흡과 단전호흡

단전호흡의 3단계

호흡 시 주의 사항

단전호흡의 효과

27) 이 부분은 본인의 저서인 『단전호흡실습서』(2016)에서 발췌한 것이다.

1. 호흡은 삶의 시작과 과정과 끝이다

인간에게 있어서 호흡은 생명의 시작일 뿐만 아니라 삶의 전 과정을 나타내는 것이기도 하다. 우리 언어를 살펴보면 희로애락과 같은 삶의 과정을 호흡과 연관시켜 표현한 사례들이 많이 발견된다.

예를 들면 살기 힘들 때를 가리켜 '숨 가쁘게 살아간다'고 하거나 아주 긴장된 순간을 두고 '숨이 막힌다'고 표현하기도 한다. 또한 힘든일로 인해 발생했던 긴장이 풀릴 때 '휴, 한숨 돌렸네' 혹은 '휴우, 살았네'라고 하며 편안하게 숨을 길게 내쉰다. 또한 심신의 여유를 갖고자 할 때는 '숨 좀 돌리고 하자'는 표현을 사용하기도 한다. 이는 모두 삶의 다양한 과정들을 호흡과 연관시켜 표현한 것들이다.

호흡은 또 삶의 끝을 나타내는 것이기도 하다. 그리하여 삶이 끝나는 순간을 가리켜 '숨을 멈췄다', '숨을 거두었다', '목숨이 끊어졌다' 등등으로 표현하기도 한다.

성경에서도 호흡을 생명과 연관하여 표현하고 있다. 개역한글성경의 창세기 2장 7절에서는 사람이 창조된 과정을 "여호와 하나님이 흙으로 사람을 지으시고 생기를 그 코에 불어넣으시니 사람이 생령이된지라"라고 설명하고 있다. 여기서 '생기'라고 번역된 히브리어 '하이 네솨마'는 직역하면 '생명의 호흡'이다.

이를 근거로 또 다른 한글 성경인 바른성경에는 실제로 '생명의 호흡'이라고 번역되었으며, NIV, ASV, NASB, NRSV, NLT를 비롯한 거의 모든 영어성경에는 'breath of life' 곧 '생명의 호흡'이라고 번역되어 있다.

또 '생령'이라고 번역된 히브리어 '하이 네페쉬'는 직역하면 '호흡을 하는 생명체'가 된다. 이에 따라 성경 구절의 '사람이 생령이 되었다'고 하는 말은 '사람이 호흡하는 생명체가 되었다'는 것을 의미하게 된다. 무생명체였던 진흙 상태의 몸이 호흡을 하게 되면서 생명이 있는 생명체로서의 사람이 되었다는 것이다. 한마디로 인간의 생명은 호흡과 함께 시작되었다는 것을 성경은 밝히고 있다.

성경을 좀 더 살펴보면, 호흡은 삶의 다양한 상태를 나타내는 것으로도 표현되고 있다. 예를 들면, 고난의 상태를 두고 "숨이 막히는 것"(욥7:15), "숨 쉬지 못하게 하시며"(욥9:18) "숨이 차서 심히 헐떡일 것"(사42:14) 등으로 표현하였는가 하면, 편안 상태를 두고 "숨을 쉴 수 있게 됨"(출8:15)이라고 하였다. 그리고 생명이 끊어지는 것은 "숨이 끊어진"(왕상17:17)다고 하였다. 이와 같이 성경에서 호흡은 삶의 시작과 과정과 끝에 연관된 것으로 나타나고 있다.

이상에서 볼 수 있는 바와 같이 호흡은 삶의 시작과 과정 그리고 끝과 관계된 것이다.

2. 호흡은 심신 건강의 척도이다

사람들은 육체적으로 힘들 때나 병들었을 때, 정도의 차이는 있으나 숨을 편하게 쉬지 못하게 된다. 그때 숨은 짧고 얕고 거칠어 신다. 이러한 현상은 마음이 편하지 못할 때에도 나타난다. 그러나 이외는 반대로 몸이나 마음이 편할 때는 길고 깊고 부드러운 호흡을 하게 된다. 이것은 호흡이 건강의 중요한 척도가 된다는 사실을 알려 주는 것이다.

3. 심호흡과 단전호흡

1) 심호흡

우리는 보통 긴장했을 때 '심호흡을 하라'는 말을 자주 한다. 그런데 실제로 심호흡을 하라고 하면 사람마다 하는 방식도 다를 뿐만 아니라, 설사 한다고 하더라도 한두 번 하고 스스로 그만둔다. 심호흡이 좋은 것이라고 한다면 계속해야 할 터인데도 말이다. 왜 그럴까? 그것은 심호흡이 나빠서가 아니라, 심호흡의 정확한 의미와 방법을 모르기 때문이다. 여기서 심호흡을 이해하기 위해 먼저 세 가지 호흡법을 설명하겠다.

호흡은 흉식호흡, 복식호흡, 단전호흡의 세 가지로 구분할 수 있다. 흉식호흡은 가슴 부위까지 얕게 하는 호흡이고, 복식호흡은 명치부터 배꼽 위 부위까지로 하는 호흡이며, 단전호흡은 배꼽 아래 단전부위까지 하는 호흡이다.

심리 상태와 연관하여 본다면, 흉식호흡은 긴장하거나 마음이 들떠 있을 때 혹은 몸이 매우 힘들 때 어깨를 들먹이며 하는 호흡이고, 복식호흡은 흉식호흡을 할 때 보다 심신이 좀 더 편해졌을 때 하는 호흡이며, 단전호흡은 심신이 가장 편할 때 하는 호흡이다.

이것은 한 개인의 심리 상태를 놓고 볼 때에도 정확하게 알 수 있

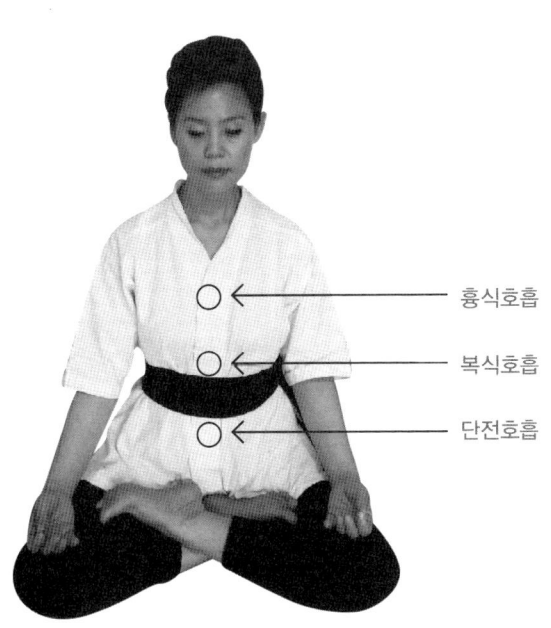

흉식호흡

복식호흡

단전호흡

다. 소위 들떠 있던 마음이 '아래로 착 가라앉는다'라는 말은 마음이
란 것이 실체가 있어서 아래로 가라앉는다는 것이 아니라, 호흡이
가슴에서 점점 아래로 내려가 단전까지 이르게 되는 것을 의미한다.

2) 단전호흡
(1) 단전의 의미
단전이란 말은 한자로 붉은 '단(丹)'과 밭 '전(田)'이 합쳐진 것이다.
여기에서 붉다는 것은 불(火)의 색을 지칭하는 것이며, 불은 열
기 · 기운 · 힘 · 에너지 · 기(氣)**28)** 등을 상징한다. 결국 단진이란

힘·기운이 생성되는 밭과 같은 곳이다. 이 단전에서 생성된 힘·기운을 '원기(元氣)'라고 부르며, 이 기운이 전신으로 퍼져 나가 생명을 유지하는 것이다.

(2) 단전의 위치

단전의 위치는 일반적으로 배꼽 아래 3치(약 9㎝) 정도라고 하는데, 사람마다 체격이 다르므로 이것은 정확한 설명이라고 할 수 없다. 또한 단전은 눈이나 입같이 형체가 있는 신체 기관이 아니므로 그 위치를 정확하게 지적하기도 곤란한 것이다.

단전호흡을 하기 위해서는 그림과 같이 양손의 엄지를 붙여 배꼽 위 약 2-3㎝ 위에 고정했을 때 중지가 배에 닿는 곳을 기준으로 복부의 중심선의 가운데라고 생각하면 무리가 없다. 단전은 신체의 특정기관이 아니므로 정확한 위치를 지적할 수 없고, 호흡을 꾸준히 수련해 가는 과정에서 자신의 단전의 위치를 감각으로 정확히 알게 된다고 할 수 있다. (단전을 '관원혈(關元穴)', '석문혈(石門穴)'이라고 부르기도 하는데, 호흡에서 정확한 위치는 스스로 체험하는 것이 가장 좋다.)

가부좌 자세나 의자에 앉았을 경우에는, 양쪽 골반뼈 상부를 서로 잇는 선의 중앙 부위와 단전이 거의 일치한다는 것을 참고로 할 수 있다.

동양에서는 전통적으로 단전을 인체가 지닌 기운의 중심이라고 여긴다. 재미있는 것은 기원전 1세기 로마의 조각가 비트루비우스가 배꼽을 인체의 중심으로 그렸는데, 15세기의 레오나르도 다빈치가 인체를 해부학적으로 분석하고 연구한 결과 인체의 중심은 배꼽보

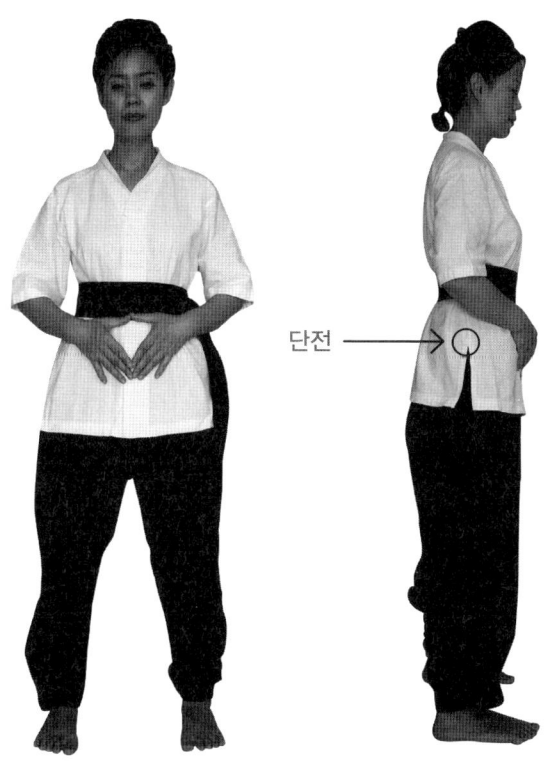

단전

다 약간 아래 부위 곧 단전과 비슷한 위치에 있다고 주장한 것이다. 나름 의미가 있는 것이라고 하겠다.

단전이란 이와 같이 인체의 중심이자 힘이 발생되는 곳이므로 건강한 사람은 단전이 있는 아랫배가 따뜻하고 든든한 반면, 병약한 사람은 아랫배가 차고 부실하다. 또한 단전이 든든한 사람은 하체가 든든한 반면, 허한 사람은 하제가 부실하여 두려운 상황을 만나면 다리를 부들부들 떨게 된다.

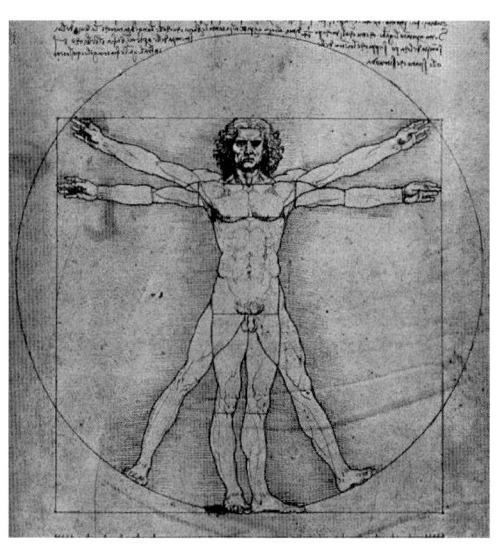

  기운(열기)의 발생처인 단전에 열기가 있는 것이 건강한 상태이나 사람이 스트레스를 받게 되면서 그 열기가 단전→배→오목가슴→목→머리 등의 순으로 점차 올라가게 된다. 이것을 보통 '화(火)가 난다', '화가 치밀어 오른다' 등으로 표현하는데, 이것은 단전의 열기가 실제로 위로 올라간다는 것을 의미한다.

  단전의 열기가 복부로 올라가면 '속이 타고', '속에 열불이 나고', '속이 갑갑하여' 그 열기를 식히기 위하여 냉수 등 찬 음료를 찾게 된다. 그리고 단전의 열기가 목까지 올라가면 그 열기로 인해 '목이 바짝 바짝 마르게' 되어 목이 칼칼해져 목소리도 쇳소리처럼 갈라진다. 가뭄에 논바닥이 갈라지는 것을 보고 농부들이 목이 탄다고 하거나 바짝 마르게 된다고 말하는 것도 같은 이치이다. 한때 '타는 목마름으로 민주주의여 만세'라고 노래를 부른 것도 이와 같은 경우이다.

여기에서 열기가 더 올라가게 되면 침이 말라 입속이 건조해지고 침의살균 작용이 사라져 잇몸이나 입속 피부가 헐게 되고 치아도 약해진다. 열기의 상승이 머리까지 지속될 때, 흔히 말하듯 머리 뚜껑이 열리는 상태가 되고 두통도 심해진다.

단전호흡은 이와 같이 인체의 상부로 올라간 열기를 원래의 위치인 단전부위로 내려가게 하는 중요한 방법이다. 이를 '수승화강(水昇火降)'이라고 한다.

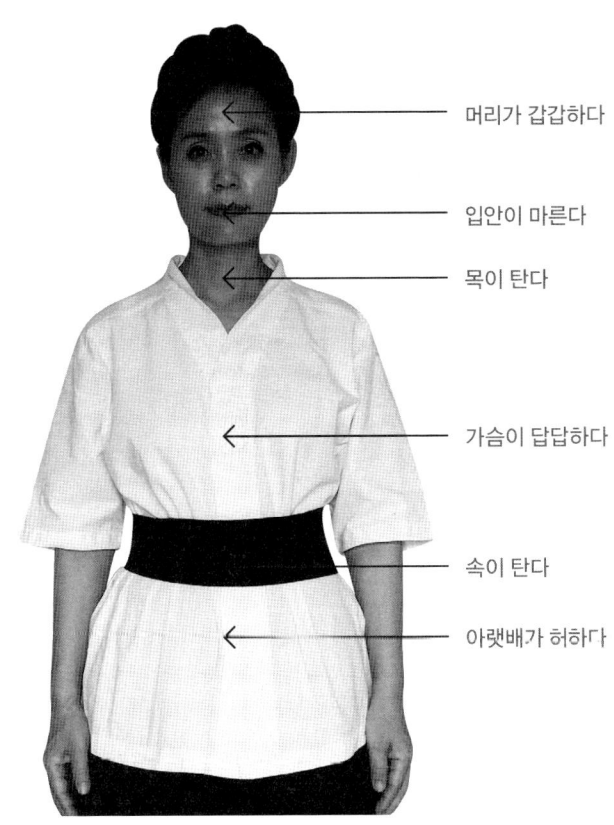

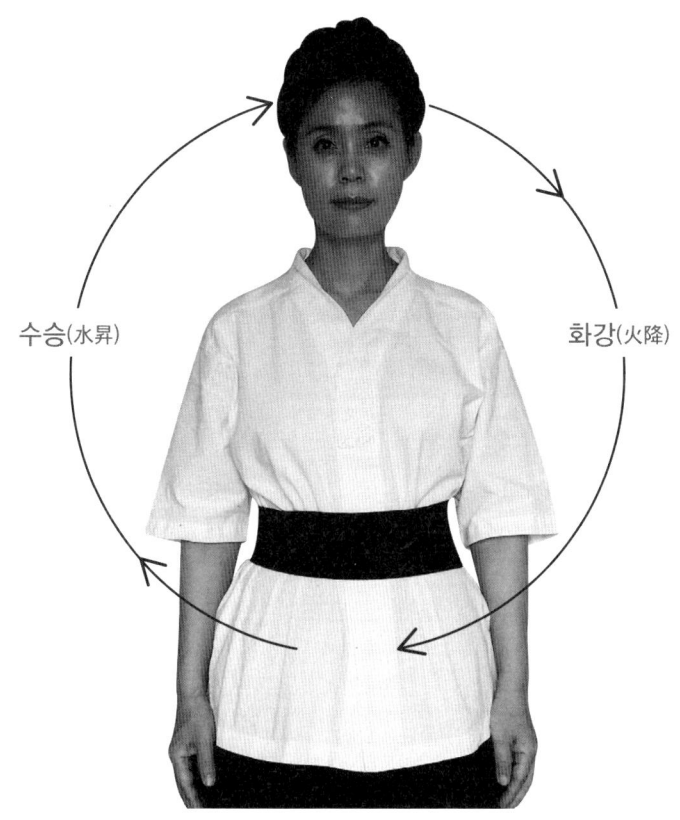

수승(水昇)   화강(火降)

　즉, 단전의 차가운 물(水)의 기운을 머리로 올리고(昇), 머리에 올라간 뜨거운 불(火)의 기운을 단전으로 내림으로써(降) 단전은 따뜻하고 머리는 시원하게 하는 정상화의 과정을 말한다. 수승화강을 하면 머리가 없는 듯이 가벼워지고 뱃속도 텅 빈 듯 홀가분해지는 반면에 하체는 든든해져 전신이 안정된 상태로 변하게 된다. 이러한 상태를 '상허하실(上虛下實)'이라고 부른다.

(3) 단전호흡은 심호흡(深呼吸)이다

단전호흡이란 숨을 마실 때 코로부터 단전까지 깊이 내려가게 하는 호흡을 말한다. 이것은 흉식호흡이나 복식호흡보다 더 깊은 호흡이 다. 여기서 깊은 호흡이라는 의미에서 '깊을 심(深)'자를 사용하여 '심호흡(深呼吸, 영어에서도 깊다는 의미에서 'Deep Breathing'이라고 한다)' 이라는 말이 나온 것이다.

이런 관점에서 보면, 결국 단전호흡이란 심호흡과 같은 말이 된다.[29] 그런데도 '심호흡'이라는 용어 대신 '단전호흡'이라는 말을 사용하는 것은 '깊은 호흡'이라는 의미의 심호흡에서 깊은 곳의 위치가 다름 아닌 단전임을 정확히 알려 주기 위함이다.

(4) 단전호흡은 자연적인 호흡이다

단전호흡은 인간이 태어날 때의 자연스런 호흡이다. 그럼에도 단전호흡이라는 말을 인위적으로 만들고 또 새롭게 일부러 배운다고 하여, 부자연스런 인위적인 호흡이라고 오해할 수도 있다. 그러나 우리가 마음이 아주 편안할 때, 달리 말하면 마음이 차분하게 가라앉았을 때 저절로 행해지는 호흡이라는 점에서 전혀 인위적인 것이 아니며 아주 자연스런 호흡이라고 말할 수 있다.

그럼에도 불구하고 새롭게 배우고 익힐 필요성이 있는 것은, 사람들이 살아가면서 마음이 들뜨고 긴장되어 자연스런 원래의 호흡을 못하게 되었기 때문이다. 보통 힘들 때 심신을 편하게 하기 위하여

---

29) 단전호흡을 중심으로 하는 심신수련법인 국선도의 창시자 청산선사도 단전호흡을 심호흡이라고 불렀다(청산선사, 1974, p47).

심호흡하라고 말하는 것과 같은 이치라고 보면 된다.

노자(老子)는 도덕경에서 "도법자연(道法自然)"이라는 말을 하였는데, 진리란 인간이 인위적으로 만든 것이 아니라 인간의 행위가 닿기전의 원래의 자연 상태라는 것을 설명하는 말이다. 성경적으로 말하면, 하나님이 천지를 창조한 원래의 상태를 말하는 것이다. 이와 같은 논리로 단전호흡도 원래의 자연적인 호흡이라는 점에서 바른 호흡이라고 할 수 있다.

⑸ 단전호흡은 심신의 건강에 가장 좋은 호흡이다

단전호흡은 사람이 태어났을 때 하는 원래의 자연스런 호흡이고, 몸과 마음이 아주 편할 때 저절로 이뤄지는 호흡이므로 건강에 가장 좋은 호흡이기도 하다. 달리 말하면, 단전호흡을 하면 건강을 회복하고 지키게 된다는 것이다.

⑹ 단전호흡의 세 가지 특징

건강에 가장 좋은 단전호흡은 길고, 깊고, 부드러운 세 가지 특징을 갖고 있다.

① 길다

몸이나 마음이 힘들면 숨이 가빠지는데, 이것은 곧 호흡의 길이가 짧아진다는 말의 다른 표현이다. 현대인들은 고단한 삶을 일컬어 '숨 가쁘게 살아가는 삶'이라고 한다. 몸이나 마음이 피곤하거나 긴장된 상태로 하는 가쁜 호흡은 한 호흡의 길이가 1-3초 정도로 짧다. 반면 장수하는 동물들은 호흡의 길이가 긴 것처럼, 몸과 마음을 편하고 건강하게 하는 단전호흡은 한 호흡당, 10초, 20초, 30초,…,1분, 2분, 3분 씩 길이를 점점 더 늘려 나가는 수련법이다.

보충

개의 호흡수는 1분에 80-90번이고 수명은 15-20년, 사람은 20-25번에 수명은 7-80년, 코끼리는 5-6번에 수명은 150-200년, 거북이는 2-3번에 250-300년이다. 물론 동물과 사람의 인체 구조가 다르므로 정확히 정비례하지는 않지만, 참고할 만한 내용이다.

호흡의 길이가 길어지면 마음의 여유가 생겨난다. 숨이 가쁘면 남을 생각할 여유가 없고, 당장 자신의 눈앞의 것만 생각할 수밖에 없다. 그러나 호흡이 넉넉히 길어지면 남을 이해하고 포용할 수 있는 대장부가 된다.

즉, 자신과 다르다고 해서 틀린 것으로 여기고 비판하는 것이 아니라, 자신과 다른 독특하고 귀한 것으로 볼 수 있는 마음을 갖게 되는 것이다. 이를 통해 모든 사람들은 각자의 개성과 특성이 있다는 '십인십색(十人十色)'이라는 말을 관념적으로가 아닌, 실제적인 것으로 자연스럽게 받아들일 수 있게 되는 것이다

보충

호흡의 관점에서 말할 때, 대장부란 호흡의 길이가 길어(숨을 편하게 쉬는 경우) 자신과 다른 사람의 사정을 적대의식 없이 수용하고 포

용하는 사람이고, 소인배란 호흡의 길이가 짧아(헐떡이는 숨, 가쁜 숨을 쉬는 경우) 남의 사정을 헤아리고 수용하기는커녕 자기 자신에게도 짜증을 내는 사람을 말한다. 속이 넓다고 하거나 속이 밴댕이처럼 좁다고 하는 말들은 호흡의 여유로움을 기준으로 하는 말이라고 생각하면 무리가 없다.

② 깊다

단전호흡은 심호흡이라고 하는 것처럼 콧구멍을 기준으로 보았을 때, 가장 깊은 단전까지 내려가는 호흡이다. 진정한 의미의 깊은(深) 심호흡이라는 것이다.

호흡이 단전까지 깊어지면 사고력이 증가되고 생각도 깊어진다. 예를 들어, 흥분하면 알던 것도 생각이 안 나는 반면에, 호흡이 깊어지면(마음이 단전으로 착 가라앉으면), 미처 모르던 것까지도 깨우치게 된다. 이것은 사고가 무의식의 세계에까지 영향을 미친다는 것을 의미하며, 영감을 체험하게[30] 되는 상황에 도달한다는 것을 의미한다.

③ 부드럽다

심신이 힘들면 호흡이 거칠어지는 반면, 몸이 편하고 마음이 착 가라앉아 자연스런 단전호흡을 하게 되면 숨을 쉬는지 안 쉬는지 모를 정도로 호흡이 차분하고 부드러워진다. 이때 정서와 심리 상태는 매우 안정되고 거울처럼 매끄러운 수면과 같이 고요해진다. 달리 말

---

30) 유아사 야스오(2004), p87. 각 개인에게 있어서 무의식의 세계는 전체 의식의 약 90%를 차지하는 방대한 부분으로, 이 영역을 사용하는 것은 자신의 능력을 최대한 사용하는 길이다.

하면, 숨결이 부드러운 것처럼 마음결도 부드럽게 된다는 것이다. 필자는 이것을 '중심(中心)의 상태'라고 하고자 한다.

보충

'중심'의 사전적 의미는 '한가운데'로서 단순히 위치를 나타내는 것으로 기술되지만, '중심'이라는 용어에 단순히 한가운데를 의미하는 '중(中)'만 있지 않고 마음을 의미하는 '심(心)'이 있다는 것은 눈여겨볼 필요가 있다.

한자어 '중심'의 어원을 확인할 수는 없지만, 마음을 의미하는 '心'을 넣은 것은 중심이라는 용어가 단순히 공간상의 가운데를 의미하는 것이 아니라 마음의 가운데를 나타내기 위한 것이었다고 추측해 볼 수 있다. 이렇게 볼 때 '중심'은 희로애락 등 감정의 균형을 이루는 것이라고 할 수 있다. 즉, 기쁨과 슬픔의 감정을 지니긴 하되 한쪽에 치우쳐 조증(과도한 기쁨)이나 울증(과도한 슬픔)에 빠지지 않는 것으로, 정서적으로 쉽게 출렁거리지 않고 잔잔한 호수와 같이 안정된 상태를 말하는 것이다.

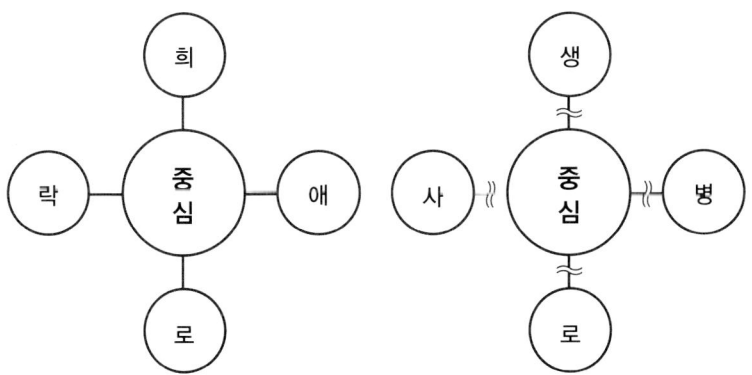

마음이 가운데에서 균형을 유지하는 것은 감정의 어느 쪽에도 속박되거 나 집착하지 않는다는 것인데, 이와 같이 특정한 대상으로부터 벗어나는 과정이 지속될 때 생로병사(生老病死)에 대한 무의식적 집착과 속박에서도 벗어날 수 있다. 오직 단전에 의식을 집중함으로써 다른 모든 것들에 대한 집착에서 저절로 자연스럽게 벗어나게 되고, 이에 따라 존재하는 모든 것을 객관적으로 관조하게 된다는 것이다. 이를 진정한 의미에서의 '마음 비움'이나 '무념 무사(無念 無私)' 혹은 '깨달음'라고 할 수 있다.

4. 단전호흡의 3단계

1) 몸 고르기

호흡을 위한 첫 준비단계로 몸을 고른다는 것이 의아해 보일 수도 있으나, 그 이유는 몸이 불편한 자세에 있거나 혹은 경직된 상태에 있을 때는 마음도 편하지 못하고, 이에 따라 호흡도 온전해질 수 없기 때문이다. 예를 들어 잘못된 습관이나 심리적 긴장으로 인해 가슴을 앞으로 구부정하게 숙이면 숨통이 막혀 숨을 편히 쉴 수 없게 된다. 따라서 양질의 호흡을 위해서는 온몸의 긴장을 풀어 편안한 자세를 취하는 것이 필요하다.

보충

미국의 몸학(Somatics) 연구자인 토마스 하나(Thomas Hanna)는 이것을 '빨간 등 반사(Red Light Reflex)'라고 명명했다. 그는 사람뿐만 아니라 모든 동물은 위협을 당하면 회피반응을 일으키게 되는데, 사람에게서는 '이마 → 눈 → 어깨와 목 → 팔꿈치 → 손목 → 복부 → 흉곽 → 무릎 양 발끝 → 사타구니 → 발가락' 등의 순서로 근육이 수축되어 자궁 속에서의 자세처럼 몸을 돌돌 말게 되고 호흡이 곤란하게 된다고 하였다.[31]

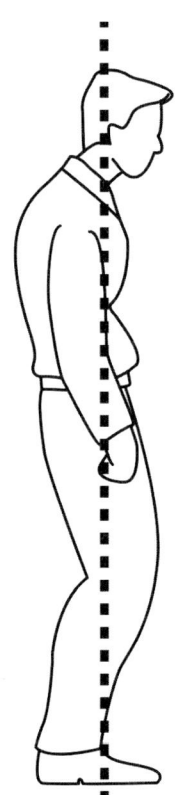

31) 하나, 2014.

요약하자면, 몸 고르기란 양질의 호흡을 하기 위해, 심리적 긴장이나 잘못된 자세로 인해 수축된 근육을 원래의 길이로 회복시켜 자연상태의 건강하고 편안한 상태로 돌리는 것이라고 할 수 있다.

모든 자세는 근육의 수축과 이완에 의해 형성되는 것이므로 수축되었던 근육이 모두 완전히 이완되어 제 길이를 찾게 되면 바른 자세로 회복하게 된다고 할 수 있다. 이와 같이 모든 자세는 근육의 문제로 접근할 수 있다.

보충

조신과 연관된 용어는 '스트레칭'과 '몸풀기'인데, 저자는 '몸풀기'라는 용어를 선호한다. 왜냐하면 스트레칭이라는 용어는 의미적으로 힘을 빼기보다는 단순히 근육의 길이를 늘리는 것이라고 생각할 수 있기 때문이다. 이에 반해 몸풀기는 말 그대로 근육을 수축시키고 있는 힘을 빼서 근육이 원래의 길이로 돌아가게 해 주는 것을 말한다.

예를 들면 양손을 꽉 끼고 있을 때 양손을 억지로 강하게 당기면 양손이 분리되기는 하되 손에 무리가 가는 반면, 양손에 들어가 있는 힘을 빼면 저절로 부드럽게 분리되는 것과 같은 이치이다. 이것은 몸의 모든 근육에 적용되는 방식이다.

몸학(Somatics)에서는 다음과 같이 몸 고르기를 위한 구체적 방법을 제시하고 있다.

(1) 감각 깨우기(Sensory Awareness)

근육을 불필요하게 수축시키고 있는 힘을 빼기 위해서는 먼저 몸의 어느 부분의 근육에 힘이 들어가 있는지를 스스로 알아내야 한다.

그런데 일반적으로는 자신의 몸 어느 부분에 어느 정도의 힘이 들어가 있는지 알아내는 감각 능력이 상실되어 있기 때문에 힘을 빼는 것 자체가 곤란하다. 이 상태를 몸의 움직임을 억제하는 잘못된 생활습관으로 인해 발생하는 일종의 '운동감각기억상실증(Sensory-Motor-Amnesia)'이라고 부른다.

일반적으로 어린아이였을 때에는 몸의 감각을 발전시키기 위해 본능적으로 몸의 구조와 기능에 맞는 다양한 동작들을 자연스럽게 행한다. 그러나 차츰 기성문화에 적응해 가면서 자유로운 몸동작을 잊게 되고 감각도 둔해지게 된다. 가장 대표적인 것이 의자 생활로 인해 허리 부분이 둔해지는 것이다. 이외에도 사회생활에 적응하기 위해 차렷 자세 등 특정한 자세를 취하게 되는 것 등이 있다.

이런 경우엔 몸의 특정 부분의 근육이 불필요하게 수축되거나 과도하게 늘어나고 나아가 감각도 마비된다. 따라서 기성문화생활에 깊이 물든 사람들일수록 감각 둔화 내지는 마비 현상이 심하다고 할 수 있다. 이로 인해 몸에 힘이 들어간 부위를 인식하기 어렵고, 따라서 힘도 빼지 못하는 것이다.

이러한 상태에서 몸 고르기를 하려면 먼저 자신의 몸의 상태를 인식할 수 있도록 감각을 깨우는 작업이 필요하다. 이에 노움이 되는 방법이 1자적 관점에서 몸을 관찰하는 것이다. 1자적 관점을 설명하기에 앞서 이에 대비되는 3자적 관점을 먼저 설명하자면, 3자적 관점이란 오감[32)]을 사용하여 남의 몸을 관찰하는 것인데, 이 방법으로는 자신의 몸의 긴장된 부분을 인지하기가 곤란하므로 스스로 자신의 몸을 주관적으로 살피는 1자적 관점이 필요한 것이다.

1자적 관점이란 근육, 관절, 인대 등에 퍼져 있는 '고유수용감각기'(Proprioceptor)를 사용하여 자신의 몸의 상태를 인지하는 방식을 말한다. 예를 들어, 자신에게 근육통이 있는 것을 알아내는 것은 오감이 아니라 고유수용감각기인데, 이처럼 자신의 내면의 상태를 인지하는 데 초점을 맞춘 것이 1자적 관점이다. 이러한 1자적 관점에서의 인지 활동을 반복함으로써 마비되었던 감각을 깨워 나가게 되고, 자신의 몸의 상태를 점점 더 정확하게 인지하게 되는 것이다.

이를 위해서는 자신의 몸 자체에 의식을 집중해야 한다. 자신이 아닌 다른 것을 생각하는 동안은 결코 이뤄질 수 없기 때문이다. 1자적 관점으로 인식한다는 것은, 달리 말하면 몸과 마음이 하나가 되는[33)] 심신일여(心身一如)가 되는 상태이기도 하다.

아래에서 소개하는 방법은 감각을 깨우는 다양한 방법들 가운데 하나이며, 감각을 깨움과 동시에 심신이 이완되고 편안해지도록 돕는 방법이다.

---

32) 시각 · 청각 · 후각 · 미각 · 촉각 등 오감은 주로 자신이 아닌 외부의 것을 인식하는 데 사용된다. 이는 삶에 매우 유용한 것이기는 하나, 없으면 삶이 단지 불편할 뿐 생명에 지장을 주는 것은 아니다. 그러나 자신의 내면을 살피는 데 필수적인 고유수용감각기는 삶을 영위하는 데 없어서는 안 되는 매우 중요한 감각기관이다.

33) 몸과 마음이 하나가 된다는 것은, 서로 독립된 실체인 몸과 마음이 서로 결합된다는 의미가 아니라, 자신의 몸 상태를 분명하게 의식하는 것을 의미한다.

- 누워서 하기 -

첫째, 약간 단단한 바닥에 누워 바닥과 접촉하는 몸 부위의 무게를 느끼고 측정하여 기억한다. 다음에는 바닥이 자신의 몸을 받쳐 주고 있다고 상상하거나, 자신이 물이나 구름 위에 떠있다고 상상한 후 몸무게를 느끼고 측정한 후 전 단계의 몸무게와 비교한다. 만약 두 번째 단계가 잘된 경우라면 반드시 이전보다 무게가 가벼워진 것을 알게 된다. 이것은 평소에도 우리가 긴장하고 있음을 알려 주며, 동시에 의식적인 긴장 해소를 통해 몸을 새털처럼 홀가분하게 만들 수 있음을 알려 준다.

둘째, 다음 각 부위를 차례로 느껴 본다. 뒤통수 → 이마 → 눈주위→ 양 볼 → 입 주위 → 양 턱 → 뒷목 → 양 어깨 감각 비교 → 양쪽 주먹 비교 → 양쪽 엉덩이 비교 → 양쪽 종아리 비교→ 양쪽 뒤꿈치 비교(신체 부위 중 바닥과 닿은 곳은 닿은 감각을 인지한다. 신체의 양쪽을 비교하고 무거운 쪽의 힘을 빼 주는 연습을 하면 심신 이완에 도움이 된다.) 이 과정은 평소에 몰랐던 자신의 몸의 상태를 인식할 수 있게 한다.[34]

단전호흡수련을 핵심으로 하는 국선도에서는 호흡수련 전후에 조식의 과정으로 다양한 몸풀기 동작을 한다. 그 모든 동작들은 국선도의 창시자인 청산선사의 구령에 따라하게 되는데, 거의 모든 동작마다 '서서히'라는 말과 '남이 한다고 다 따라 하지 말고 자기 몸에 맞추어' 하라는 구령이 계속 반복된다.

그 이유도 바로 오감에 치중하여 남에게 보여 주기 식 농삭을 하시

---

34) 이 방법은 몸학(Somatic)에서 사용하는 방법이기도 하다.

않고 '서서히' 심신일여가 되어 자신의 몸을 1자적 관점으로 인식하며 자신의 몸의 상태에 적합하게 동작하도록 하기 위함이다. 실제로 동작을 급작스럽게 취하면 근육은 놀라 오히려 경직되고 운동 효과가 없으며 심지어 다칠 위험도 증가된다.

(2) 바른 자세 취하기

자세가 바르지 못하면 마음이 편하지 못하고 이에 따라 호흡도 나빠지게 되므로 바른 자세를 유지하는 것이 중요하다.

① 바른 자세의 개념

바른 자세라고 하면 전봇대처럼 꼿꼿한 자세를 연상할 수 있으나 그것은 바른 자세가 아니라 긴장된 자세이다. 바른 자세의 두 가지 조건은 다음과 같다.

㉮ 몸에서 무게 중심축을 중심으로 전후좌우 균형과 대칭을 이루도록 한다.
㉯ 특정 부분의 근육 수축이 없는 상태를 유지한다.
자세를 결정짓는 것은 근육의 수축과 이완이다. 즉, 몸이 한쪽으로 기울었다는 것은 기운 방향의 근육은 수축되고 반대 방향은 늘어났다는 것을 의미한다. 바른 자세란 몸의 전후좌우 특정 방향의 근육이[35] 수축하지 않은 상태로 가장 편안한 자세

---

35) 여기서 말하는 근육은 겉으로 보이는 근육뿐만 아니라 오장을 포함한 모든 기관과 연관된 근육도 포함하는 것이다.

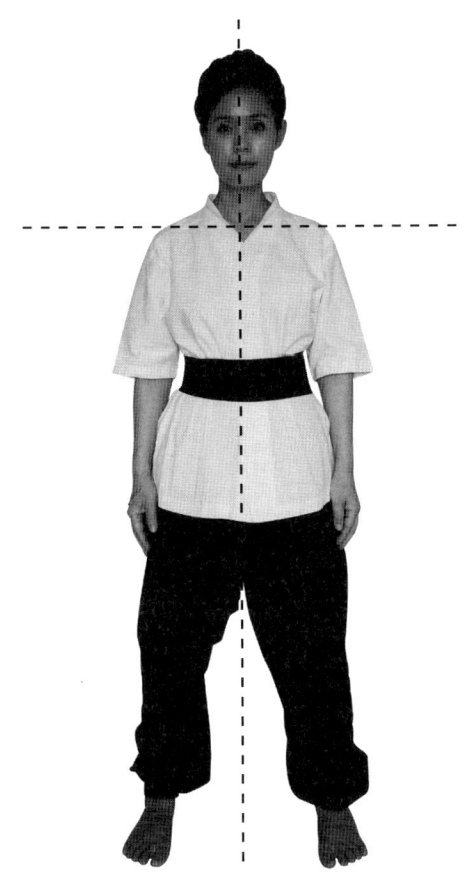

이기도 하다. 이 자세는 부동자세인 차렷 자세처럼 근육이나
관절이 뻣뻣하게 긴장된 자세가 아니라 온몸이 부드러운 자세
이기도 하다. 살아 움직이는 생명체로서의 인간의 몸은 굳어
버린 시체와 달리 한 순간노 쉬시 않고 셰속움직여야 하고 또
움직이고자 하는 본성을 지니고 있다.

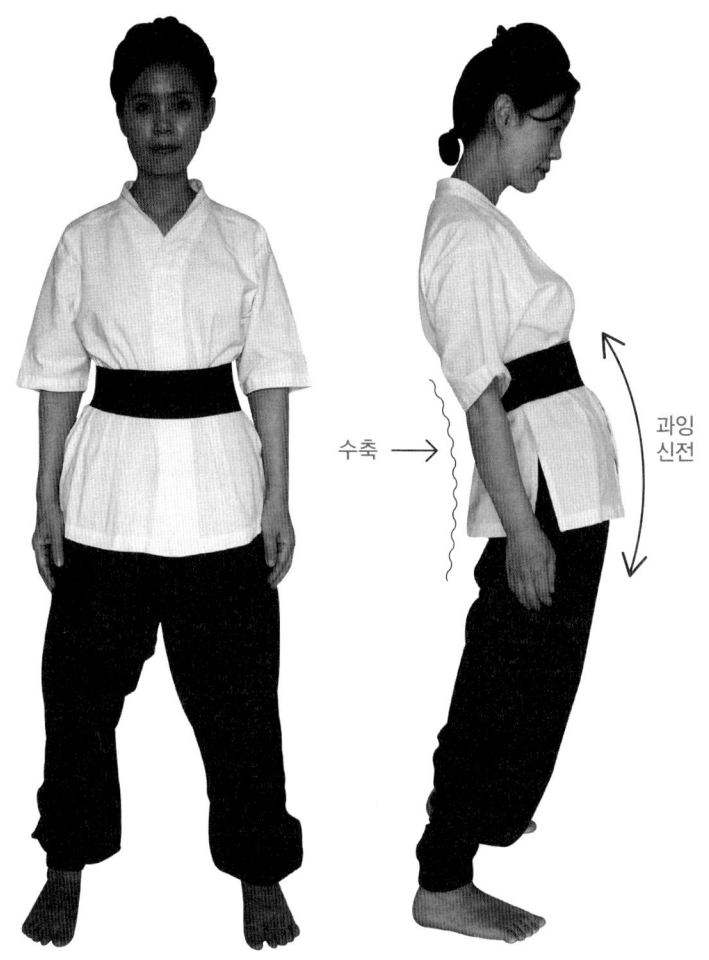

수축 →

과잉
신전

　모든 생명체는 지구의 중력으로부터 영향을 받고 있는데, 생명력
이 강할수록 중력을 벗어나 위로 올라가고 생명력이 약해지면 중력
에 이끌려 지면으로 내려가게 된다. 사람이 병이 들면 자리에 눕게
되고 회복되면 자리에서 일어서는 것 그리고 식물이 영양분이 결핍

되면 쓰러지는 것이 이를 증명하는 사례이다. 바른 자세란 몸의 무게 중심을 잡음으로써 중력과 조화를 이루어 중력 부담을 가장 적게 받는 자세라고도 할 수 있다.

② 자세와 감정과의 관계

마음이 불편하면 호흡도 불편해지는데, 유념할 것은 마음에 영향을 끼치는 중요한 요소 중의 하나가 자세라는 것이다. 기분이 위축되었을 때는 어깨와 가슴이 앞으로 휘어지고, 반대로 마음이 편해지면 어깨와 가슴이 펴진다. 또한 교만하게 되면 목이 뻣뻣해지고 상체를 뒤로 젖히는 자세가 된다. 이는 자세가 감정이나 생각과 밀접한 관계를 갖고 있음을 보여 준다.

일반적으로 생각이나 감정을 가장 잘 나타내는 것이 '얼굴 표정'이다. 더 넓게 보면 전신으로 나타내는 자세도 표정에 포함된다. 곧 '전신 표정'이라고 할 수 있는 것이다. 그런데 중요한 것은 감정과 생각은 인체의 겉모습에만 드러나는 것이 아니라 눈에 보이지 않는 내부에도 드러난다는 것이다. 곧, 얼굴이나 전신 표정 등 '겉 표정'만 있는 것이 아니라 보이지 않는 '속 표정'도 있다는 것이다. 사실 우리가 긴장하면 가슴이 수축되고 겉과 이어진 속의 내장도 영향을 받게 된다는 것은 자명하다. 감정이 자세에 영향을 줄 뿐만 아니라, 자세가 감정에 영향을 준다는 사실이 많은 연구들에 의해 밝혀지고 있다는 사실에도 주목할 필요가 있다.[36]

36) 에이미 커디, 2016.

③ 자세와 호흡과의 관계

호흡에서 가장 중요한 바른 자세는 숨통을 열어 주는 자세이다. 숨통의 사전적 의미는 "척추동물의 목에서 폐에 이르는, 숨 쉴 때에 공기가 통하는 통"(Daum 사전)이다. 그러나 단전호흡에서는 목에서 폐까지가 아니라 단전까지를 이른다고 생각하는 것이 적절하다.

단전호흡을 할 때에는 그림과 같이 목부터 단전까지 직경 5㎝(크기는 정해진 것이 아님) 정도의 관이 있다고 가정하고, 그 관이 어떤 부분도 휘지 않도록 즉, 숨통이 막히지 않는 자세를 취하는 것이 중요하다. 이를 위해서 필요한 것이 척추를 항상 바르게 펴는 것이다.

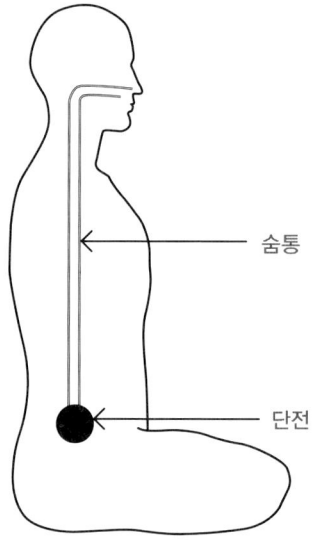

숨통

단전

척추를 편다는 것은 등이나 가슴에 힘을 주어 억지로 빳빳하게 하는 것이 아니다. 척추를 편다는 것은 등이나 복부 그리고 양 옆구리 등 몸통의 전후좌우 모든 방향의 근육을 수축되지 않고 편안한 상태로 만든다는 것이다. 예를 들어 척추가 앞으로 휘었을 때는 배 쪽 근육을 원래의 길이로 늘려 주고, 뒤로 휘었을 경우엔 등 쪽 근육을 원래의 상태로 늘려 주면 된다. 좌우로 휜 것도 마찬가지로 해결할 수 있다. 곧 자세는 근육의 이완과 수축의 문제로 접근함으로써 해결할 수 있다는 것이다.

(3) 단전호흡을 위한 자세

단전호흡은 어떤 자세에서도 이뤄져야 하는 것이 이상적이다. 국선도에서는 수련의 단계별로 총 430여 자세가 있으나, 일반인들이 기본적인 수련을 할 경우에는 상황에 맞춰 다음과 같이 앉기, 서기, 눕기 등 세 가지를 상황에 맞추어 하면 된다. 단, 모든 자세에 공통적으로 적용되는 주의점은, 단전 부위에 눌림이 없도록 허리를 단전을 중심으로 아래위로 부드럽게 늘려 주어 단전 부위에 호흡을 위한 공간이 생긴다는 의식을 갖는다는 것이다.

① 바닥에 앉기

여기에는 결가부좌, 반가부좌, 평좌의 세 가지가 있는데, 가장 이상적인 자세는 결가부좌이다. 그러나 이 자세는 일반인들에겐 힘들 뿐만 아니라 허리 부위에 무리를 주는 자세이다. 따라서 결가부좌로 수련할 때에는 중급 이상자라고 하더라도 수련 후에 반드시 몸풀기를 제대로 해 주어야 한다. 방치해 두면 피로가 누적이 되어 허리에 손상을 입을 수 있기 때문이다. 특히 초보자들은 절대 무리하지 말고 평좌로 수련하기를 권한다.

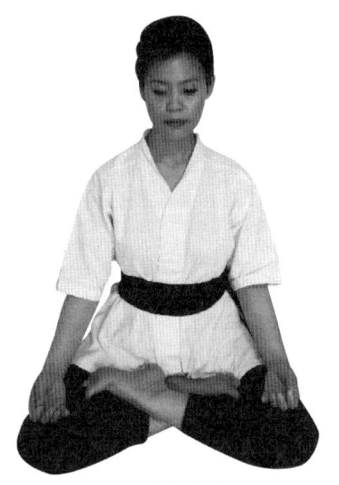

결가부좌

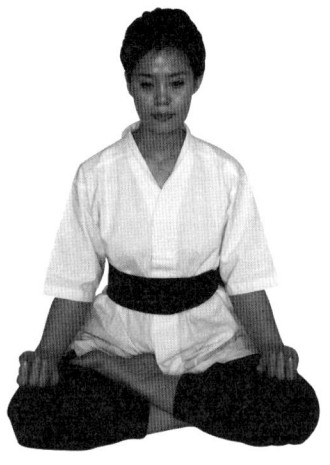

반가부좌

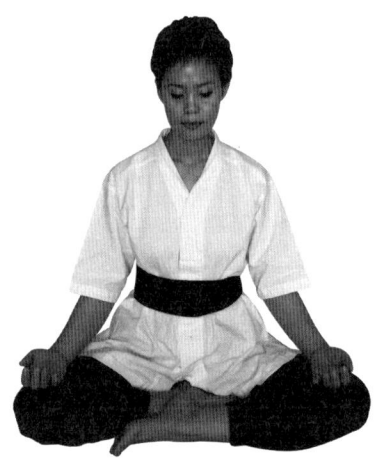

평좌

　　결가부좌를 중심으로 한 다음의 설명을 참고하여 반가부좌 및 평

좌를 행하도록 한다. 반가부좌 및 평좌는 다리의 모양을 제외한 다

른 부분은 결가부좌와 같다.

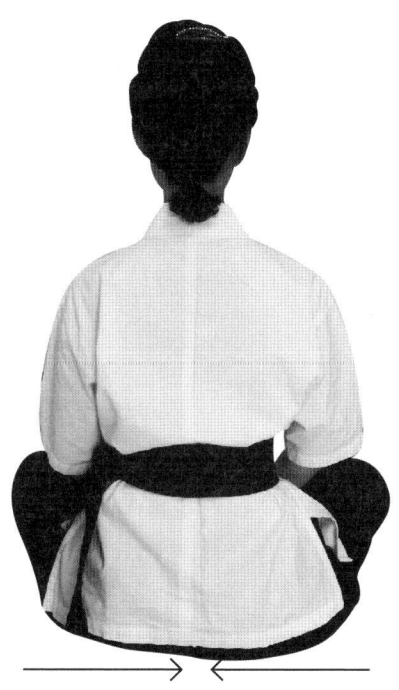

㉮ 앉아서 양 엉덩이를 서로 가까이 끌어 모아 벌어진 항문을 은은히 닫아 준다(이것은 허리를 바로 세우게 도와주는 자세로, 평상시 어떤 자리에 어떤 방식으로 앉든 항상 실시하는 것이 좋다).

㉯ 허리를 부드럽게 편다. 꼭 주의할 점은, 허리를 펴기 위한 방편으로 어깨를 들어 올리지 않는다는 것이다. 어깨에 힘을 주어 들어 올리면 어깨가 긴장되어 심리적으로도 긴장이 되며, 힘이 들어 금방 무너질 뿐만 아니라 허리노 세대로 펴시시 않는다. 따라서 허리를 펴기 위해서는, 한 손을 허리 부분 척추에 대고 둥글게 굽어진 허리를 지그시 누르며 천천히 부드럽게

밀어 주면서 자연스럽게 펴는 것이 좋다. 이와 같은 방식으로 허리를 펴면 어깨에도 긴장이 안 생길 뿐만 아니라 척추도 꼬리부터 목까지 전체적으로 부드럽게 펴지게 된다. 단, 허리를 펴되 지나치게 앞으로 밀어 넣어 등이나 배 부분에 긴장이 되지 않도록 주의해야 한다. 여성 모델들의 경우 가슴을 강조하기 위해 척추를 앞쪽으로 과도하게 굽히는 경우가 많은데, 이는 건강에 매우 해로운 자세이다.

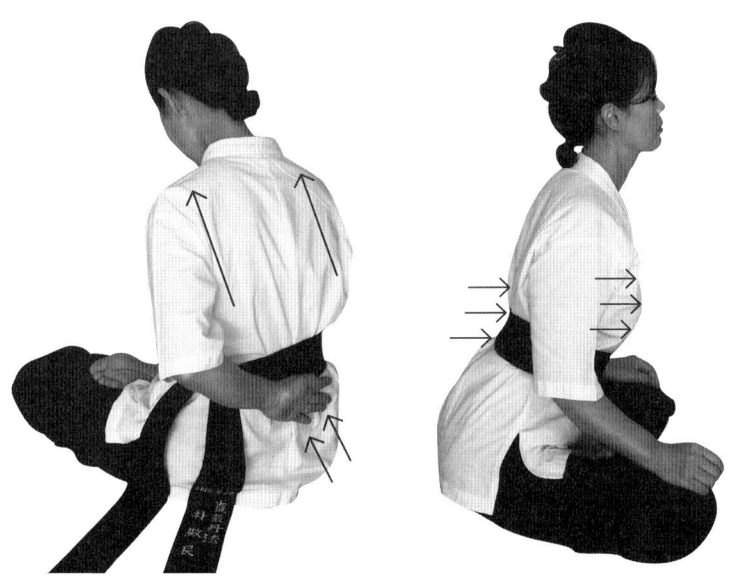

이어서 목과 어깨에 남아 있는 힘을 빼며 머리의 정수리가 위로 올라간다고 생각한다(목의 전후좌우 모든 방향에 당김이 없도록 하는 자세다). 이와 함께 절대로 고개가 앞으로 숙여지지 않도록 주의한다. 단전을 내관(內觀: 눈을 감고 내적으로 보는 것)이 아닌 외관

(外觀: 눈을 뜨고 보는 것, 여기서는 외관의 일반적 의미와는 다르게 사용하였다)의 마음으로 하다 보면 고개가 앞으로 숙여지는데, 이로 인해 기도가 막히게 되고 뒷목과 어깨의 근육이 경직되어 두뇌에 산소와 혈액 공급이 방해를 받아 목의 통증과 두통이 올 수 있다. 머리를 바로 세우기 위하여 목에 강한 힘을 주어 목이 긴장되지 않도록 반드시 주의해야 하며, 머리를 척추와 일직선이 되도록 누게 중심을 잡고 편하게 세우도록 해야 한다.

심신의 긴장 해소를 위해 어깨의 힘을 빼는 것이 매우 중요한데, 양 어깨에 힘을 주어 귀 쪽으로 쭈욱 끌어 올렸다가 다시 힘을 쑥 빼며 원위치로 돌리는 동작을 몇 차례 하는 것이 도움이 된다.

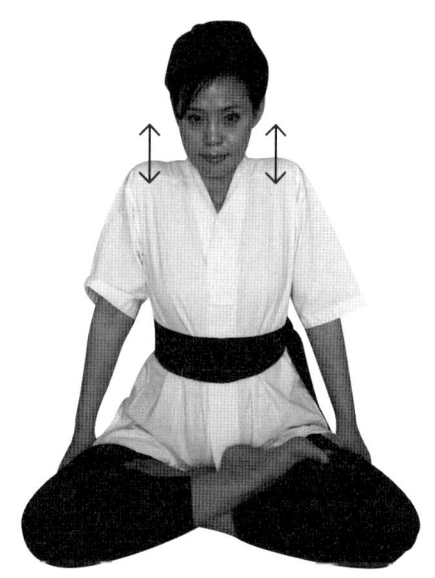

㉰ 등을 편 상태로 허리 부분을 접어 상체의 무게가 엉덩이와 양 무릎의 3점에 골고루 실리는 것을 느끼며 상체를 앞으로 천천

히 숙인다. 그러나 무게 균배를 위해 억지로 무릎을 바닥에 붙이려 하지 않아야 한다. 수련이 깊어지면 엉덩이는 가볍고 무릎은 바닥에 저절로 밀착이 된다.

이때 상체를 앞으로 숙이지 않으면 단전에 기운이 발생하기 시작할 무렵부터 기운이 단전에 머물지 않고 가슴과 얼굴 쪽으로 올라와 가슴 답답증과 얼굴이 상기되는 부작용이 생기게 된다는 것이 명심할 부분이다.

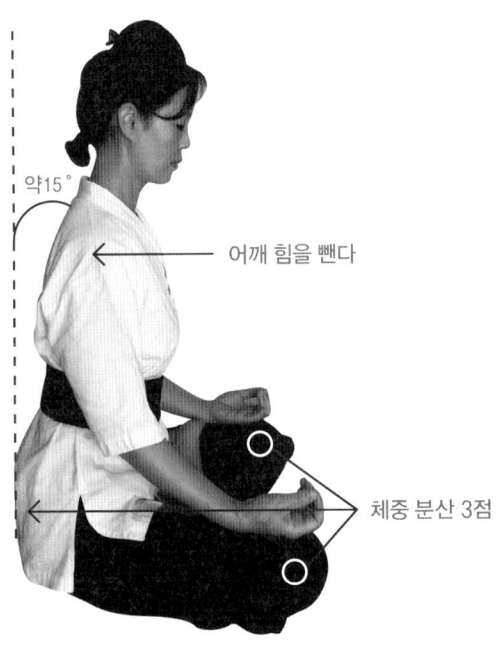

약15°

어깨 힘을 뺀다

체중 분산 3점

㉰ 양손은 단전 부위에 가볍게 포개 놓거나 무릎 위에 가볍게 올려 놓기도 한다. 그러나 초보자들은 단전의 감각을 느끼는 데 도움

이 되도록 양손의 손가락을 단전 부위에 가볍게 올려놓는 것도 좋다. 두 손을 무릎에 올려놓는 경우엔 손바닥이 위로 올라가도록 한다. 그 이유는 손등을 위로 하면 어깨부터 팔까지 힘이 들어가 상체가 긴장되기 때문이다. 어깨 및 상체의 감각을 느껴보고 상체가 없는 듯 가벼운 느낌이 들도록 수시로 힘을 뺀다.

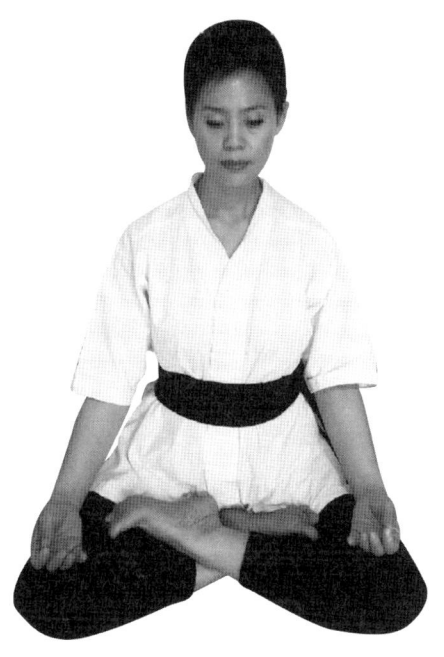

보충

단전호흡 시 눈을 반쯤 감도록(반개) 하게 하는 경우도 있으나, 여기서는 눈은 신경 쓰지 않고 단전만 내관(內觀)하도록 한다. 왜냐하면 단전호흡에서 가장 중요한 것은 단전에 의식을 집중하는 것인데, 그렇게 하면 눈은 자연석으로 깊숙이 감기며 집중도가 높아질수록 눈은 저절로 더욱 깊게 감기기 때문이다. 혀끝을 입천장에 붙이는 것도 굳이 억지로 하는 것은 오히려 호흡에 장애가 된다. 혀가 입천장에 붙는 것은 마음이 단전으로 차분히 가라앉을 때 그 결과로 저절로 이뤄지는 것이지, 마음이 산란한 상태에서 억지로 붙인다고 해서 되는 것이 아니기 때문이다.

한마디로 눈을 의식적으로 반개하거나 혀끝을 입천장에 대려고 하는 것은 힘이 들어 억지로 할 수도 없고, 그것에 신경을 계속 쓰는 것은 오히려 마음 낮추기와 단전호흡에 장애가 되는 것임을 명심할 필요가 있다. 원인과 결과를 혼돈하지 않도록 주의해야 한다(혀끝을 입천장에 대는 것은, 음식을 먹지 않고 억지로 배부른 자세를 흉내 내는 것과 같다. 배는 음식을 먹으면 그 결과로 저절로 불러오는 것이다).

② 의자에 앉기

㉮ 일반적 앉기의 문제점

일반적으로 의자에 앉을 때에는 엉덩이를 뒤로 깊게 넣고 등을 등받이에 붙이라고 한다. 이것은 허리가 뒤로 무너지지 않고 척추를 바르게 세우고 앉게 하기 위한 것이다. 그러나 여기서 간과하지 말아야 할 것은 엉덩이를 뒤로 깊게 넣으면 상체의 무게를 받쳐 줄 인체의 토대가 없어져 척추를 바로 세우기 힘들고, 이에 따라 척추는 저절로 무너지게 된다는 것이다.

등을 등받이에 붙이라고 하는 것은 이미 척추에 무너지려는 힘이 실려 있음을 전제하고 그 무너지려는 척추를 더 이상 무너지지 못하도록 인위적으로 받쳐 주라는 것에 불과한 것이다.

즉, 병이 난 원인을 제거하려고 하지 않고 이미 발생한 병을 더 이상 악화되지 않도록 하는 미봉책이라는 것이다. 가장 좋은 것은 처음부터 척추가 굽어지지 않도록 앉는 것이다.

참고적으로 말하면, 소파는 척추 건강을 해치는 가장 대표적인 가구이다. 왜냐하면 소파에 앉을 때에는 척추를 바로 세울 수 없고 활처럼 휘게 할 수밖에 없기 때문이다. 실제로 척추가 휘어진 자세로 오래 있으면 불편한 관계로 등 받침 쿠션을 사용하는데, 이런 것이 바로 병 주고 약 준다고 하는 것이다. 따라서 애초부터 등 받침 쿠션이 아예 필요하지 않는 자세를 취하는 것이 중요하다.

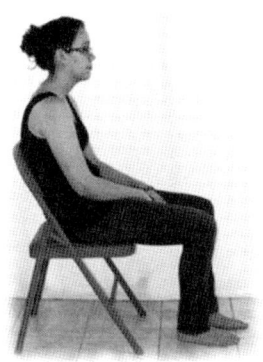

㉯ 의자에 바로 앉는 법

의자에 앉을 때에는 생식기가 의자 밖으로 나올 정도까지 엉덩이를 앞으로 끌어내어 좌골만 의자에 닿게 하고 앉아야 한다. 좌골만을 대고 앉으면 상체의 무게가 좌골에 실리고 좌골은 상체의 무게 받침대가 되어 척추는 저절로 바로 서게 된다. 이것이 인체 구조에 맞게 의자에 앉는 이상석인 방법이다.

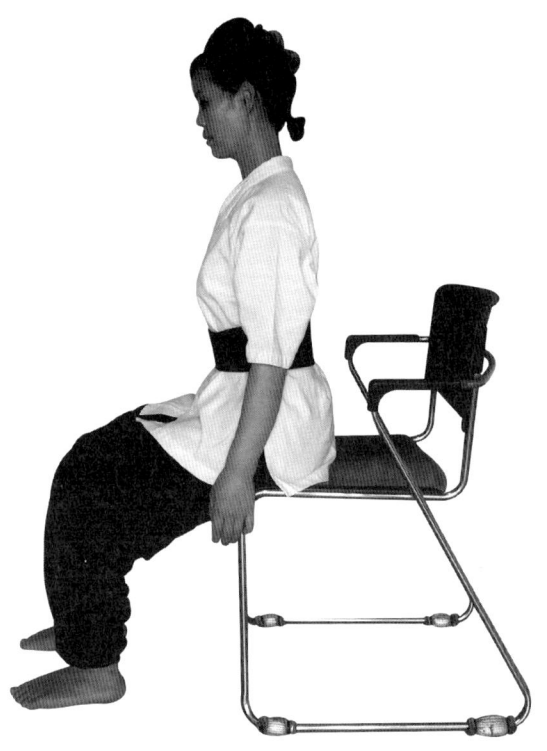

사전에서는 좌골(坐骨)에 대해 "❶ 궁둥이뼈의 아래 부위를 차지하는 굴곡진 좌우 한 쌍의 뼈, ❷ 앉았을 때 바닥에 닿으며 몸을 지탱한다"고 설명하고 있다(Daum 사전). '앉을 좌(坐)'자를 사용하는 좌골은 말 그대로 앉을 때 사용하는 뼈라는 뜻이다. 실제로 의자에 좌골을 상체의 무게 중심축으로 삼고 앉으면 척추가 반듯하게 펴지는 느낌이 온다. 그러나 대개 몇 분 못 가서 허리를 뒤로 무너뜨리고 앉게 된다. 그것은 상체의 균형을 잡아 주는 다열근, 기립근 등의 속 근육의 기능이 약해졌기 때문이다. 따라서 처음에는 힘이 들어도 좌골

을 무게 중심으로 삼고 앉는 습관을 들이는 것이 필요하다. 서양에서도 좌골의 중요성을 알고 좌골을 Sit Bone이라고 한다.

㉰ 나머지는 바닥에 앉는 방법과 같다.

③ 서기
㉮ 양발을 11자로 허리 넓이 정도로 벌리고 양쪽 임지발가락 끝을 일직선으로 맞추고 선다.

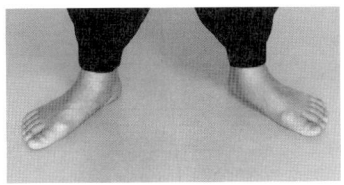 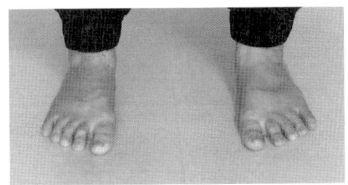

보충

먼저 자연스럽게 선 다음 양발의 위치를 비교한다. 한쪽 발이 뒤로 더 틀어지거나 물러나 있으면 그쪽 골반이 틀어진 것이라고 생각하고 양쪽을 일직선으로 맞춘다. 양발의 앞쪽이 뒤쪽보다 넓은 팔자로 되어 있다면, 그 자세에서 양 앞쪽 허벅지 근육에 느껴지는 강도를 확인한다. 그다음 다시 발을 11자로 모은 후의 강도를 비교해 보면, 11자로 모았을 때 안정된 힘이 든든하게 실려 있음을 알게 되는데, 그 자세가 좋은 자세이다.

양발을 팔자로 벌리면 서 있을 때나 걸을 때에도 무릎의 관절이 구조적으로 보았을 때 원래의 운동 방향인 앞뒤가 아닌 사선으로 비틀

리게 되며, 이에 따라 무릎 연골도 많이 닳게 될 뿐만 아니라 고관절, 발목 관절, 엄지발가락, 상체 전체의 자세도 비뚤어지고 결국 전신의 건강도 해치게 된다.

  ⑭ 양발에 실리는 무게의 균형을 맞춘다. 대개의 사람들은 정도의 차이는 있을지라도 서 있거나 걸을 때, 한쪽 다리에 더 많은 무게를 신게 된다. 그것이 지속되면 몸의 균형을 잃게 되므로 무게의 균형을 맞추는 연습이 필요하다.

첫째, ① 단계를 마친 후, 좌우 양발에 느껴지는 몸무게를 비교한 후, 한쪽이 더 무겁게 느껴진다면 몸통을 가벼운 발쪽으로 살짝 옮겨 양발에 리는 무게를 같게 만든다. 특히 초보일 때는 수시로 조절하도록 한다.

둘째, 발의 전후좌우 어느 쪽에 무게가 편중되었는가를 확인한 후, 무게가 발바닥 전체에 골고루 실리도록 상체를 좌우로 천천히 움직여 조정한다. 이때 그림과 같이 발바닥 3점에 무게가 골고루 분산되도록 몸통을 전후좌우로 천천히 움직인다.

  ⑮ 서 있을 때 주의해야 할 가장 중요한 것은 허리를 꺾지 않도록 하는 것이다. 허리를 꺾게 되는 원인은 앞에서 말한 속 근육이 제 역할을 감당하지 못해 상체가 중심을 못 잡고 뒤로 넘어지기 때문이다. 그림과 같이 허리를 꺾고 서면 머리도 앞으로 숙이게 되어 거북목이 되고 종아리, 허리, 어깨, 목 부위 등의 많은 근육이 경직되는 많은 문제가 발생하게 된다. 또한 허리를 꺾으면 단전 부위가 당기게 되어 단전호흡에도 장애가 되고,

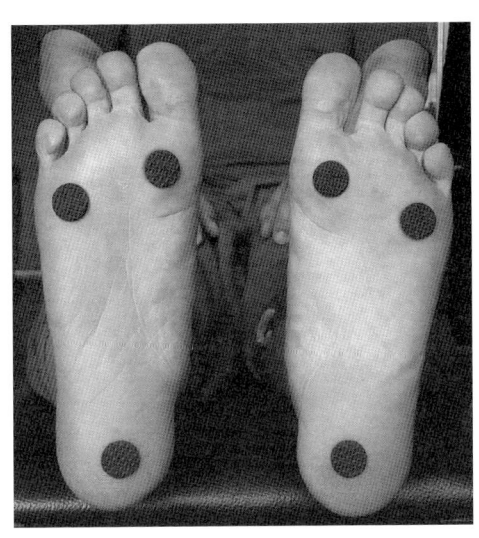

뱃속의 근육도 긴장이 되어 속이 불편해진다.

몸매를 말하면서 '뒤태(뒷모습)'라는 용어를 사용하는 경우도 있으나 뒤태보다 훨씬 중요한 것은 옆태(옆모습)이다. 옆태는 건강과 미모 모두와 매우 밀접한 관계를 갖고 있기 때문이다. 옆태를 바르게 하는 방법에는 여러 가지가 있는데, 가장 중요한 것은 스스로 자신의 어느 근육이 수축되어 있는지를 고유수용기를 통해 인지하는 것이다. 이를 위해서는 먼저 서 있는 상태에서 종아리 부분 근육의 감각을 느껴 보고 종아리 근육을 당기는 힘이 느껴진다면, 그 힘이 상체 어디로 연결되는가를 살핀 후, 종아리부터 다시 차례대로 긴장을 풀어 주어 목 부위까지 편안해짐을 느끼도록 해야 한다.

서 있을 경우 종아리의 근육이 긴장되면 상체도 긴장이 되고 종아리가 이완되면 상체도 편해진다. 종아리의 긴장을 풀기위

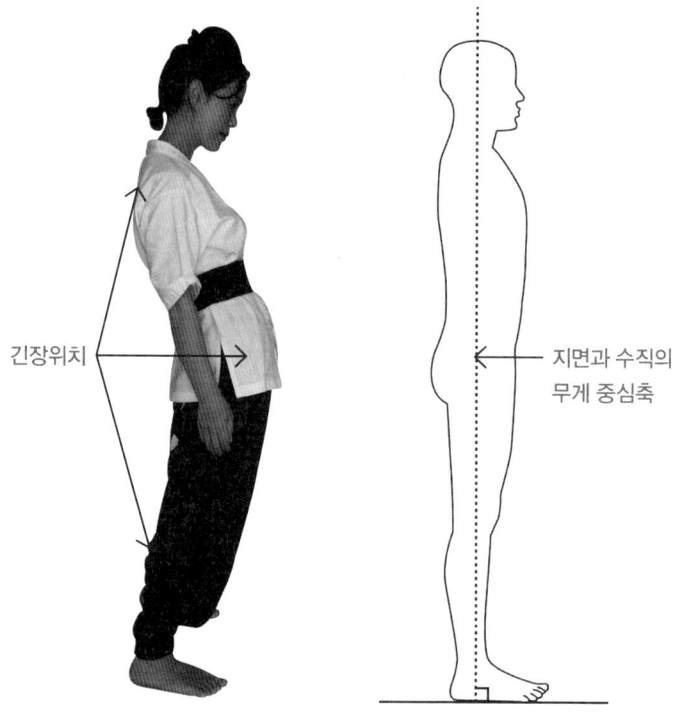

긴장위치

지면과 수직의
무게 중심축

해서는 엉덩이를 뒤로 살짝 움직이며 이완됨을 느끼면 된다.
훈련이 잘되면 언제든지 바른 자세를 유지하는 데 큰 도움이
된다.

단시간에 간단히 하는 또 다른 방법으로는 발바닥의 특정 부분
에 힘이 편중되지 않도록 하고 전체적으로 가볍게 느끼는 방법
도 있다. 발바닥의 특정 부위에 무게가 집중되고 긴장되면 전
신이 긴장되기 때문이다(허리를 꺾고 있다면 종아리와 허리 양쪽과 앞
부분 그리고 어깨와 목까지 긴장의 힘이 이어지고 있음을 알게 될 것이다.)
머리에 물건을 올리고 떨어지지 않도록 서고 걷는 것도 바른
자세로 몸의 중심과 균형을 잡는 좋은 방법이 된다. 머리의 물

건을 떨어뜨리지 않으려면 몸이 지면과 수직을 이루는 중심을
잡아야 하기 때문이다.

㉑ 구름 위에 떠 있듯 긴장을 풀어 준다.

우리의 몸은 정도의 차이는 있어도 보통 때에도 대개 긴장되
어 있는데, 이 긴장을 풀어 주는 것이 호흡에도 중요하다. 앞
의 과정을 다 거친 후 혹은 그 이전에라도, 서 있는 상태에서
양 발바닥에 느껴지는 무게를 감지하고 기억한 다음, 자신의
두 발이 딛고 있는 바닥이 자신을 떠받쳐 주고 있거나 혹은 자
신이 물이나 구름 위에 떠 있는 상태를 상상하고 나서 다시 무
게를 느껴 보면 반드시 더 가볍게 느껴짐을 알게 될 것이다.
그것이 바로 홀가분하다고 하는 상태요, 쓸데없는 긴장이 풀
린 상태이다. 수영장에서 가라앉을 것이 두려워 긴장을 하면
몸이 가라앉으나 긴장을 풀면 몸이 뜨는 원리라고 생각하면
된다.

이 방법을 사용하여 잠들기 전에 방바닥이나 침대(약간 단단한
매트가 감각 느끼기에 유리하다)가 자신의 몸을 떠받쳐 주고 있다
고 생각하면 긴장이 풀려 숙면에 도움이 된다. 평시에도 가급
적 이 상태를 항상 유지하도록 노력하는 것이 편안한 호흡을
위해 중요한데, 몸의 긴장이 풀리면 호흡은 저절로 편해지기
때문이다.

㉒ 사람들은 대개 평소에도 지구의 중력과 잘못된 습관 그리고
정신적 압박에 의해 머리의 무게가 전신을 압박하고 척추와
하체의 관절이 눌리고 굽어짐으로 인해 키가 작아지는 자세로

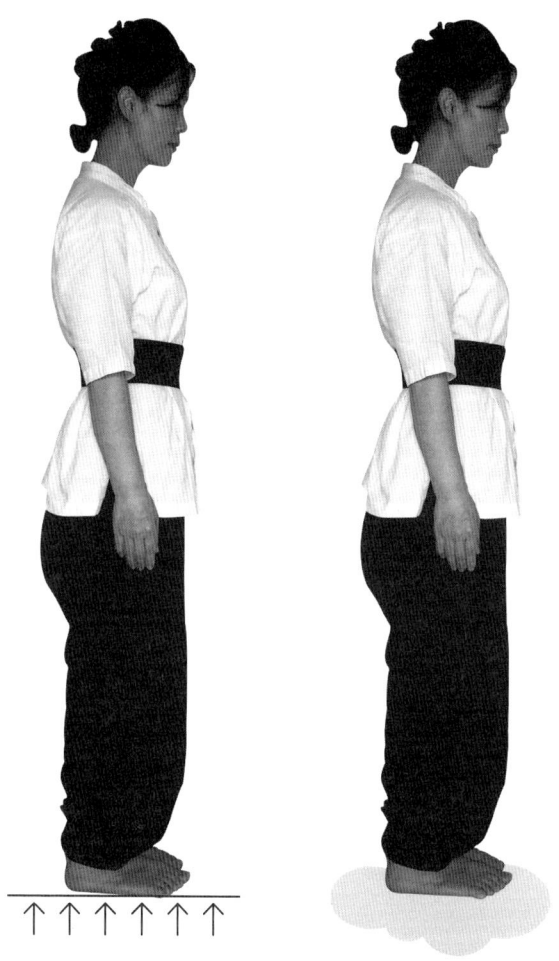

있게 되고, 이에 따라 심리적으로도 불편해진다. 이 문제를
해결하기 위해 머리를 눌렀던 무게가 사라지고 머리부터 발목
까지의 전신이 용수철이 늘어나듯 위로 천천히 부드럽게 상승
하게된다는 것을 생각하는 것이 좋다.

이때 주의할 점은 절대로 인위적인 힘을 주어 늘리는 것이 아

니라, 그 모습을 떠올리기만 하는 일종의 이미지 트레이닝을
해야 한다는 것이다. 그래야 근육이 긴장 하지 않고 편안하게
이완되기 때문이다.

ⓑ 전신을 최종적으로 다시 살피고, 마지막으로 여전히 긴장된 곳

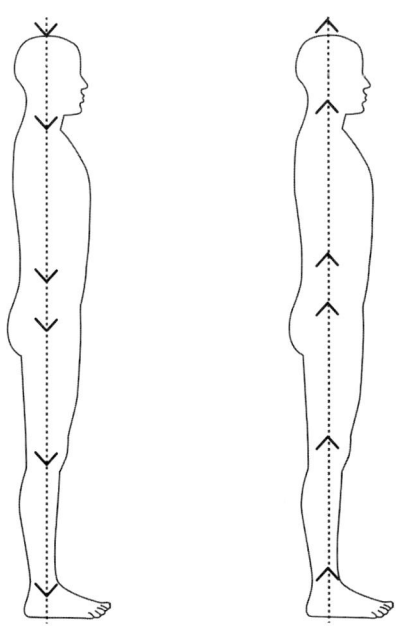

이 있다면 그곳의 긴장을 풀어 전신이 날아갈 듯 가볍고 홀가
분한 상태를 유지하도록 한다.

④ 눕기
㉮ 약간 푹신한 곳(운동 매트 정도가 좋다. 두꺼운 이불은 체형이 왜곡되므
로 피하는 것이 좋다)에 편안한 마음으로 눕는다. 다리와 팔을 양

옆으로 펼치어 서로 꼬이지 않게 한다. 특히 양 어깨 뒷면 전체가 바닥에 부드럽게 접촉할 정도로 양팔을 45도 정도로 벌리고 좌우 바깥 방향으로 회전(외전)시켜주는 것이 좋다. 이 동작은 가슴과 어깨 앞쪽을 이완시켜 심리적 이완에도 도움이 된다.

㉃ 누운 자세에서 긴장을 푸는 방법은 다음 세 가지를 상황에 맞게 활용하면 된다.

첫째, 누운 상태에서 전신이 바닥에 서로 접촉된 것을 느끼고, 전신에서 가장 무겁거나 불편하게 느껴지는 곳부터 시작하여 그다음으로 차례로 3-4부위의 힘을 빼고 마지막으로 전신이 전체적으로 편한 상태가 되도록 한다.

둘째, 서 있을 때와 같은 방법으로 바닥과 접촉된 몸 뒷부분에 느껴지는 무게를 측정한 후, 바닥이 자신을 떠받쳐 주고 있거나 혹은 자신이 구름이나 물 위에 떠 있다는 느낌을 가진 후 다시 몸무게를 측정하고 비교한다. 후자의 가벼운 몸무게를 기억하고 늘 그 홀가분한 상태를 유지하도록 한다. 이것은 긴장이 풀렸을 때의 가뿐함을 기억하고 늘 유지하는 방법이다.

셋째, 상체부터 하체까지 전체를 자세하게 이완시키는 방법으로서 소요 시간은 형편에 맞추어 조절하면 된다. 다음은 전신을 이완하는 방법인데 하체부터 하지 않고 상체부터 이완하는 이유는, 인간은 스트레스를 받으면 이마를 중심으로 머리 부분부터 경직되므로 그곳부터 이완하는 것이 전신이완에 효율적이기 때문이다. 어깨처럼 좌우가 있는 곳은 좌우의 무게를 비교하고 무겁게 느껴지는 곳의 힘을 빼는 방식으로 한다.

* 몸의 겉면: 뒤통수 → 이마 → 미간 → 눈 주위 → 눈꺼풀 → 눈동자 → 좌우 볼 → 입술 주위 → 혀끝부터 깊은 곳까지 → 좌우상하 어금니 → 좌우 턱 → 목 뒷부분 → 좌우 어깨/관절 → 좌우 팔꿈치 → 좌우 손목 → 좌우 손바닥 → 좌우 손가락 모든 관절을 차례대로 → 좌우 엉덩이 → 좌우 무릎 → 좌우 종아리 → 좌우 발목 → 좌우 뒤꿈치 → 좌우 발바닥 → 좌우 발가락 모든 마디.

* 몸의 내면: 뇌 → 폐 → 위 → 대장 등 몸속의 모든 장기를 떠올리며 이완한다.

이상의 긴장이완법들은 호흡을 준비할 때가 아니라도, 잠자리에 들기 전이나 잠들기 힘들 때에도 도움이 되는 것들이다.

㉤ 전신의 겉이나 속이 모두 편안해졌으면, 서서 취하였던 모습대로 양손을 단전 위에 가볍게 올린다.

2) 마음 고르기

마음을 고른다는 것은 산란해진 마음을 잔잔한 상태로 편하게 한다는 것이다. 마음을 편하게 한다는 것은 단전호흡의 관점에서 보낸 '마음을 내려놓는다' 혹은 '마음이 가라앉는다'는 것이다. 마음을 내려놓는다고 하거나 마음이 가라있는다고 할 때 내려놓거나 가라앉는 위치는 단전이다. 그리고 단전에 마음을 내려놓거나 단전으로 마음이 가라앉는다는 것은 단전 부위에 마음을 집중한다는 말이다. 이것은 '내관(內觀)'이라고도 하는데, 눈을 뜨고 밖을 보는 외관(外觀)과는 달리 눈을 감고 의식을 단전으로 집중하는 것을 의미한다. 구체적인 방법은 앞에서 말한 여러 가지 자세들 중 상황에 맞게 취한 후, 다음의 순서를 따라서 하는 것이다.

　(1) 눈을 편안하고 지그시 감는다
　그림과 같이 목구멍부터 단전까지 연결된 상상 가능한 가급적 깊고 깊은 우물을 연상한다.

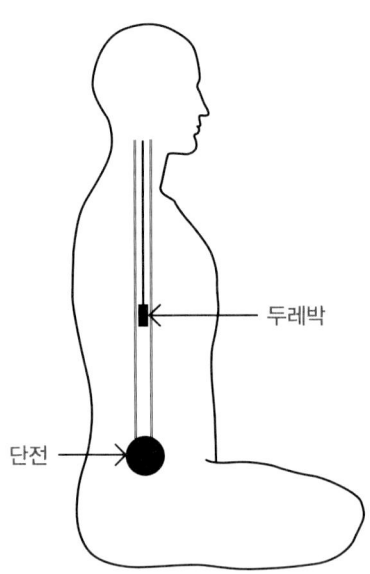

(2) 단전을 내관한다

두레박줄을 잡고 천천히 바닥으로 내리며 두레박에 시선을 집중하고 바라본다. 두레박이 단전 위치에 있는 물에 닿으면 물을 가득 담은 상태의 무게를 상상하며 두레박을 계속 바라본다. 여기서 내려가는 두레박을 보면 마음은 아래로 내려가게 되며, 물에 닿은 것을 계속 바라볼 때 마음이 아래로 착 가라앉게 된다. 두레박이 자신의 의지와는 반대로 다시 위로 올라간다는 생각이 들면, 두레박을 잡고 있는 줄의 가운데를 끊어 버리고 두레박이 아래로 분리되어 떨어진다고 생각해도 좋다.

(3) 내관의 방법

① 잡념에 끌려가지 않는다

단전으로 마음을 내리다 보면 잡념의 방해를 받게 된다. 그런데 잡념은 자신의 의지와는 무관하게 발생하는 것이므로 자신의 의지로는 없앨 수도 없다. 그러므로 잡념을 없애려고 하면 없애려는 그 마음이 또 다른 잡념이 되어 더 혼란스러워진다. 따라서 잡념을 없애려고 하지 말고 잡념에 끌려가지 않도록 주의해야 한다.

이를 위해 다음과 같은 농부의 예를 참고하길 바란다. 농부가 쟁기를 들고 밭에서 일을 할 때, 행락객들이 노래를 부르며 지나가는 것은 농부의 뜻이 아니므로 그들을 못 가게 할 수는 없다. 그렇다고 해서 농부가 쟁기를 버리고 자신도 그들처럼 놀러 가려고 한다면 그는 농사를 망치게 된다. 대신 행락객들의 노랫소리를 어쩔 수 없이 듣기는 하되 자신이 할 일은 밭을 매는 것임을 자각하고 나시 자기의 일로 돌아와 집중하면, 때가 될 때 수확을 할 수 있게 되는 것과 같다.

한마디로 잡념을 이기거나 없애려 하지 말고 그것에 끌려가지 않도록 해야 한다는 것이다. 자신이 공부를 하고 있는데 친구가 놀러 가자고 하더라도 끌려가지 않으면 되는 것과 같은 이치이다. 곧 자기의 할 일을 분명히 인식하고 그것에 집중하면 잡념은 저절로 잊게 된다는 사실을 유념해야 한다. 이 연습을 수없이 반복할 때, 비로소 점점 더 집중력이 강해지는 것이다.

② 무심히 바라본다

단전을 바라볼 때는 '무심히' 바라보아야 한다. '무심히'라는 말은 생각을 하지 않는 것인데, 이렇게 해야 마음이 비워지고 속이 편해지기 때문이다. 예를 들어 벤치에 누워 푸른 하늘의 하얀 구름을 보면 마음이 비워지며 편안해지는데, 그것은 구름을 볼 때 단순히 보는 것으로 끝나기 때문이다. 만약 구름을 보면서 구름에 대해서 여러 가지 생각을 한다면 무심한 상태가 아니고 결국 마음이 비워지는 편안함을 갖지 못하게 된다.

사실 무심한 상태가 진정으로 편한 상태이고 잡념에 끌리지 않는 상태이다. 단전을 바라볼 때에도 어떤 생각을 하지 말고 생각이 떠오르더라도 그것에 끌려가지 않으려고 노력하는 것이 가장 중요하다.

3) 호흡 고르기

호흡 고르기는 단전호흡의 본격적인 과정인데, 다음의 단계를 따르도록 한다.

(1) 자세를 취한다

앞에서 설명한 눕기, 앉기, 서기 자세 중 자신의 몸 상태와 수련 상황에 적합한 자세를 선택한다. 이 자세들을 번갈아 가면서 하는 것도 좋다.

(2) 힘을 뺀다

앞에서 설명한 방법을 사용하여 온몸에서 힘이 들어간 곳을 찾아 힘을 뺀다.

(3) 단전을 내관한다.

전신이 이완되면, 마음이 온전히 안정될 때까지 눈의 초점을 단전에 고정하고 계속 단전을 내관한다. 본격적인 단전호흡을 하기 전에 이 과정을 충분히 연습하는 것이 매우 중요하다. 마음이 내려지지 않은 상태에서는 제대로 된 단전호흡이 불가능하기 때문이다. 마음을 내리는 것과 단전호흡은 동전의 양면과 같이 불가분의 관계이다. 이 과정이 충분히 되었다고 생각할 때 호흡을 천천히 시작해야 한다는 생각을 하지 않는 것인데, 이렇게 해야 마음이 비워지고 속이 편해지기 때문이다. 예를 들어 벤치에 누워 푸른 하늘의 하얀 구름을 보면 마음이 비워지며 편안해지는데, 그것은 구름을 볼 때 단순히 보는 것으로 끝나기 때문이다. 만약 구름을 보면서 구름에 대해서 여러 가지 생각을 한다면 무심한 상태가 아니고 결국 마음이 비워지는 편안함을 갖지 못하게 된다.

　사실 무심한 상태가 진정으로 편한 상태이고 잡념에 끌리지 않는 상태이다. 단전을 바라볼 때에도 어떤 생각을 하지 말고 생각이 떠오르더라도 그것에 끌려가지 않으려고 노력하는 것이 가장 중요하다.

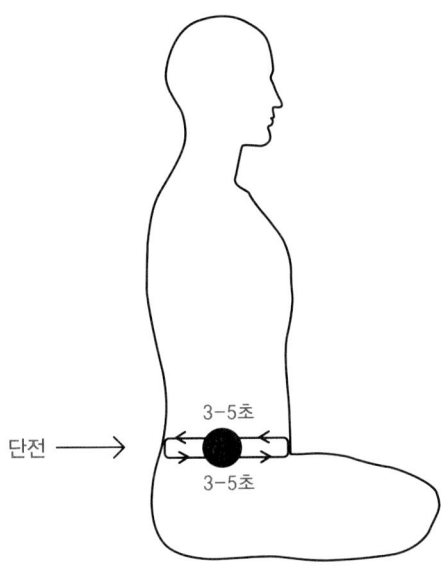

· 단전과 수평이 되는 등 쪽의 한 점에서 시작한다.
· 등에서 배 쪽으로 움직일 때 시간은 초보자는 왕복 각각 3-4초
　단전 정도로 하다가 익숙해지면 5초로 늘린다.
· 부드럽게 반환한다.
　앞뒤 반환지점에서는 호흡을 급정거하듯이 멈추지 않고, 멈추

는지 마는지 모를 정도로 하고 부드럽게 되돌아선다.

· 떠오르는 물체를 바라본다.

움직이는 물체는 자신의 마음에 쉽게 떠오르는 것이거나 혹은 자신의 마음을 사로잡을 수 있는 대상을 시시로 편한 대로 다양하게 바꾸면서 하여도 된다. 기독교인이라면 십자가나 예수의 모습을 떠올려도 되고, 불교신자라면 불상 등을 떠올려도 된다. 골프공이나 탁구공 혹은 사과나 귤 같은 과일을 생각해도 좋다. 단, 특정한 것을 너무 억지로 떠올리려 할 필요는 없다. 특정한 대상을 고집하다 보면 그 자체가 부담이 되어 장애가 되기 때문이다.

여기서는 굴렁쇠를 굴리는 방법을 추천한다. 굴렁쇠는 힘을 강하게 주면 멀리 도망가고 전혀 힘을 안 주면 넘어지는데, 단전 앞뒤를 연결하는 직선으로 된 길 위로 굴렁쇠를 넘어지지 않도

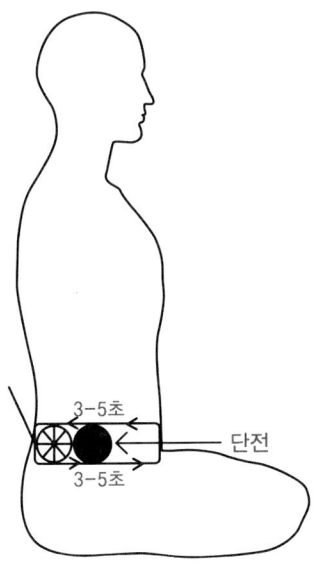

록 집중하며 미세한 힘을 가하며 정성껏 굴린다고 생각하는 방법이다.

이때 주의할 점은 부드럽고 세미하게 움직여야 한다는 점인데, 이를 위해서는 단전 앞뒤를 연결하는 선을 눈금자로 연상하고 그 눈금자 위를 1㎜ 단위로 미세하게 정성껏 움직이는 것을 연상하며 움직이는 것도 도움이 된다. 이때에는 특정 물체가 한 눈금씩 이동하는 것을 연상하여도 되고 또는 다른 물체를 연상하지 않고 단순히 눈금만 차례로 바라보아도 된다. 만약 왕복을 각각 5초로 한다면 1초에 한 눈금씩 이동하면 된다.

단전호흡에서는 '세세흡입(細細吸入)', '세세호출(細細呼出)'이라는 말이 있는데, 숨을 마시고 내쉴 때 항상 아주 세밀하게 해야 함을 강조하는 말이다. 호흡을 세밀하게 할 때, 비로소 마음도 비단결처럼 부드러워진다.

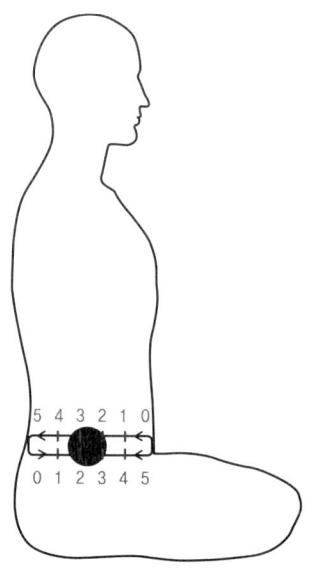

　사진 23-25에서 단전의 앞뒤를 연결하는 선의 아래위로 화살표를 2개 그린 것은 단순히 편의를 위한 것이고, 실제로는 1개의 중심연결선을 따라서 움직여야 한다.

・은은히 힘을 준다.

　단전 앞뒤 연결선을 따라 움직이는 '이미지 트레이닝'이 익숙해지면, 움직이는 물체에 은은히 힘(굴렁쇠를 굴리는 정도)을 주며 움직인다. 이때 등에서 앞쪽으로 갈 때는 공기가 단전 부위로 채워진다고 생각하고, 되돌아올 때는 나간다고 생각한다.

　그러나 마실 때 숨이 단전 부위로 들어온다고 하여 일부러 힘을 주어 아랫배를 부풀리는 것은 절대 금물이다. 아랫배를 억지로 부풀리거나 무리하게 호흡 시간을 늘리면 가슴과 얼굴이 답답해지는 '상기(上氣)'라고 하는 폐해가 생기기 때문이다. 이처럼 단전호흡의 문제는 대부분 이렇게 억지로 하는 데에서 발생하는 것이니 시종일관 무엇보다 가장 주의해야 한다.

・호흡의 길이 조절법

　들숨과 날숨의 길이는 같게 하되, 초보자는 각각 3초씩 시작하다가 차츰 5초, 10초로 늘려 간다. 호흡의 시간을 늘리는 이상적인 시점은, 가령 3초 호흡(이 경우 들숨과 날숨을 합한 총 길이는 6초)이 편안하게 잘되는 상태에서 지속하다 보면 숨이 짧아서 갑갑히게 느껴질 때가 오는데 그때 들숨과 날숨을 각각 5초씩으로 늘리면 된다. 이후에 도 마찬가지 방식으로 늘리면 되는데, 절대 억지로 늘리지 않도록 주의해야 한다.

들숨과 날숨의 길이가 각각 10초씩 한 호흡의 길이가 20초로 하는것이 전혀 무리가 없고 심신이 아주 편안해지는 상태가 되면 흡지호지(吸止呼止)의 방식으로 전환한다. 흡지호지는 '5초간 마시고-5초간 머물고-5초간 내쉬고-5초간 머물고'의 순서로 하는 것이다. 이때 주의할 점은 숨을 멈출 때, 절대로 억지로 힘을 들여 멈추는 것이 아니라, 전혀 힘이 들지 않고 편안히 휴식하는 정도로 부담이 없어야 한다는 것이다. 만약 그 멈추는 상태가 힘이 든다면 이전 단계를 더 수련하고 나서 시도해야 한다. 단, 단순히 들숨과 날숨만 하는 방식이든, 흡지호지를 하는 방식이든 심신의 상태에 따라 혹은 호흡을 하는 중에도 잘될 때가 있고 안될 때가 있는데, 그때는 무리하게 억지로 하지 말고 잠시 편하게 쉬거나 숨을 고른 후 서서히 다시 시작하도록 해야 한다. 언제든지 무리는 절대 금물이다.

위에서 숨을 멈추는 것을 '지(止)'라고 표현했는데, 이 경우 말 그대로 호흡을 억지로 참고 멈추는 것으로 생각할 우려가 있다. 즉, 달리던 자동차를 브레이크를 밟아 강제로 멈추게 하고 있는 상태와 같은 것이다. 따라서 여기서는 멈춘다는 의미의 '지(止)' 대신에, 휴식한다는 의미에서 '휴(休)'를 사용하고자 한다. 즉, 들숨과 날숨을 각각 하고 나서 그 '숨 쉬는 일' 자체로부터 '휴식한다'는 의미이다.

물론 숨 쉬는 일을 쉰다고 하여 숨 쉬기 자체를 포기하는 것이

아니라, 들숨을 하고 나서 마신 채로, 날숨을 하고 나서 내쉰
채로 '휴식한다'는 것이다. 어떤 면에서 보면 단순히 표현상의
차이라고 할 수도 있겠으나, 들숨과 날숨 사이의 '止'가 절대 억
지로 멈추는 것이 아님을 설명하기 위해 '休'라는 표현을 사용한
것이다.

정리하자면, 들숨과 날숨의 끝머리에 마시거나 내쉰 채로 전혀
힘들이지 않고도 쉴(休) 수 있는 상태를 유지하는 것을 말한다.
'흡휴호휴(吸休呼休)'.

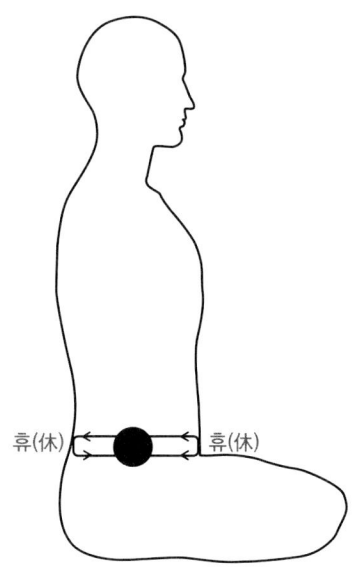

· 날숨 방법

단전호흡을 하다 보면 대개 들숨보다 날숨이 거칠고 짧아지는
경향이 있다. 그러나 날숨이 충분히 되어야 이어지는 들숨이 충

분해지기 때문에 날숨이 등 뒤까지 느긋하게 충분히 되도록 유의하여야 한다.

일부 단체에서는 초보자들이 날숨을 충분히 하게 하기 위해 숨을 내쉴 때 입으로 '휴~~~' 하는 소리와 함께 내쉬도록 한다. 이것은 의도적으로 날숨을 확실하게 하기 위한 하나의 방편이다. 그러나 단전호흡은 오직 코로만 호흡을 하고 또 의식을 항상 단전에만 두는 것이므로 이 방법을 사용하지 않는다.

단전호흡을 시작하는 초보자들은 이러한 방법 대신 안도의 한숨을 '휴우~~~' 하고 아주 편안하게 내쉬는 마음으로 하면 된다. 어떤 일로 긴장을 했다가 그 일이 해결되어 마음이 편해지면 우리는 한숨을 편안하게 내쉬며 '휴우~~살았다'라고 말한다. 이때 자신의 몸을 자세히 살펴보면, 어깨를 중심으로 상체를 긴장시켰던 힘이 저절로 빠지며 편안해지는 것을 느끼게 된다.

이런 한숨은 심신이 편안하고 후련해지는 숨인데, 날숨을 쉴 때 이런 방식을 사용하면 많은 도움이 된다. 느긋하게 쭈~~욱 마시고, '휴우' 하고 편안하고 부드럽게 한숨을 내쉬듯 끝까지 시원하게 내쉬는 것이다. 그러나 단지 상상만 하고 배가 힘들이지 않고 부드럽게 뒤로 들어가도록 하는 것이지, 절대로 소리를 내거나 입으로 숨을 내쉬어서는 안 된다.

보충

−양(陽)의 마음과 음(陰)의 마음−

날숨이 들숨보다 안 되는 이유는 마음을 비우거나 내려놓는 것이

쉽지 않기 때문이다. 이미 설명한 것처럼 긴장이 풀리면 저절로 안도의 한숨이 내쉬어지듯 마음을 내려놓거나 비우면 저절로 편안하게 날숨이 된다.

편의상 양의 마음과 음의 마음으로 분류하고 두 가지가 조화와 균형을 이루도록 할 것을 권한다. 양의 마음이란 어떤 것을 채우고자 하는 마음이고, 음의 마음이란 비우고자 하는 마음이라고 정의 내릴 수 있다. 예를 들면, 돈을 벌려는 마음, 살려는 마음, 건강하려는 마음 등등은 양의 마음이라고 하고, 돈을 떠나보내는 마음, 생명을 떠나보내는 마음, 건강을 떠나보내는 마음 등은 음의 마음이라고 할 수 있다.

현실에서는 양의 사건과 음의 사건이 함께 일어나는데, 인간은 거의가 음의 사건은 받아들이려하지 않는다. 그로 인해 음의 생각이 안 되고 날숨도 쉽게 되지 않는다고 할 수 있다. 따라서 인생은 왔다가 가는 것이고, 돈도 들어오면 나갈 수도 있고, 건강할 때가 있으면 약할 때가 있는 것이 피할 수 없는 현실임을 늘 자연스럽게 받아들이는 세계관을 갖는 마음의 수련을 중요시해야 호흡에도 도움이 되고 실제로 더 건강한 삶을 살게 될 것이다. 마음 내리기란 이렇게 음적 현실을 인정하는 것이라고도 할 수 있다.

5. 호흡 시 주의 사항

1) 절대 무리하지 않는다.

　무엇보다 가장 중요한 것은 절대 욕심을 내서 억지로 힘을 주며 하지 않는 것이다. 단전호흡의 모든 병폐는 욕심에서 발생한다고 해도 과언이 아니다. 무엇이든 욕심을 내어 억지로 하려는 마음으로 인해 심신이 긴장되고 그로 인해 호흡이 비정상이 되는 것이므로 그 욕심을 버리는 것이 단전호흡의 유일한 지름길이다.

　잘하려는 마음도 일종의 욕심이다. 한국에서 잘한다는 말은 많은 경우 남과 비교한다는 것을 전제로 하고 있다. 그러나 남과 비교하면 긴장이 되고, 긴장이 되면 호흡이 안 된다. 따라서 잘하려는 욕심을 버리고 편안한 마음으로 하되 정성을 모아 맑은 의식을 유지하며 하도록 해야 한다. 정성을 들이다 보면 언젠가는 효과가 있을 것이라는 느긋한 마음으로 하는 것이 좋다.

　집을 가로막고 있는 태산을 지게를 사용하여 옮길지라도 자자손손 이어 가며 행하면 언젠가는 끝낼 수 있으리라는 생각을 했던 중국의 '우공이산(愚公移山)' 이야기를 생각할 필요가 있다.

2) 식사는 수련 전후 1시간 이상의 여유를 두고 한다. 대소변도 미리 해결한다.

3) 음주 후에는 수련하지 않는다.

4) 심신이 지나치게 피곤할 때는 수련을 금한다.

5) 가급적 조용한 분위기를 만들고, 복장은 편안하게 갖춘다. 특히 허리 부분을 조이지 않게 한다.

6) 호흡이 잘 안 될 때는 억지로 하지 않는다.

7) 호흡은 반드시 코만 사용하여 한다.

8) 정기적인 수련을 하고자 한다면 생체 리듬에 맞추도록 가급적 일정한 시간대에 수련하는 것이 좋다.

9) 평시에 심신을 편안하게 이완한 상태를 유지하도록 노력하는 것이 매우 중요하다. 하루 한 시간 수련을 하고 나머지 23시간을 긴장된 상태로 지낸다면 수련의 의미가 많이 퇴색되기 때문이다.

6. 단전호흡의 효과

1) 육체적인 면

몸 풀기 과정에서 실시하는 근육의 이완을 통해 관절의 가동 범위가 넓어지고, 이에 따라 근육의 기능도 증진될 뿐 아니라 각종 근육통을 해소하고 예방하게 된다. 또한 심신의 긴장이완으로 인해 신진대사가 활발해지고 그 결과로 신체 모든 기능의 활성화 그리고 심리적으로도 편안과 자신감이나 활기 등 긍정적 효과를 얻게 된다.

신진대사가 활발해지는 것은 곧 면역력이 강화된다는 것이기도 하다. 따라서 면역력 약화로 생기는 비염, 피부질환 등 각종 알레르기질환 및 고혈압, 당뇨 등의 대사성질환이나 생활 습관병 등에도 매우 효과적이다. 암 치유에도 큰 도움이 된다는 연구 결과도 많이 있다(아주대학교 전미선 교수 외).

마음을 내리는 과정을 통해 머리와 복부 등 싱체에 올리간 열을 단전으로 내림으로써 머리가 가벼워지고 맑아지며, 가슴 답답증과 속이 갑갑한 증세 및 소화 장애와 변비 등에도 탁월한 효과가 있다. 다른 말로 '속이 편해진다'는 것이다. 현대인들은 속된 말로 머리 뚜껑이 열린다고 할 정도로 열을 받고 있으므로 그 열을 단전으로 내려 두통 등 모든 관련 증세들을 근본적으로 치유할 수 있게 되는 것이다.

요즘 사회적 큰 문제로 대두되고 있는 비만의 문제를 보면, 많은 경우 스트레스로 인한 것이 많다. 스트레스를 받으면 왜 비만이 될까? 그것은 스트레스를 받으면, 달리 말해 단전의 열기가 위로 올라가면 단전 부위가 허함을 느끼게 되어 계속 음식으로 채우고 싶은 욕구가 생기기 때문이다. 이와 같이 계속 먹어도 배가 고픈 경우는 단전이 허하기 때문이고, 안 먹어도 배가 부른 경우는 마음이 편해 단전이 실하기 때문이다. 실제로 좋은 일이 생겨 마음이 편하면, 달리 말해 마음이 단전까지 착 가라앉으면 호흡도 깊어지고 단전도 실해져 안 먹어도 배가 부르다는 말이 나온다.

한마디로 단전호흡은 원기 양생을 통해 육체를 근본적이고 전체적으로 강화시켜 모든 질환의 예방과 치료에 큰 도움이 되는 것이라고 할 수 있다.

2) 정신적면

단전호흡을 수련하면 잡념에 끌려가지 않고 단전에 의식을 집중하는 노력을 통해 복잡했던 생각들이 자연스럽게 정리되어 간다. 이에 따라 쓸모없는 생각들은 사라지고 남아 있는 생각들은 논리적으로 정리되고 체계화된다. 이것은 정신이 없다고 할 때는 오만가지 생각들이 엉켜 있어서 무슨 말을 어떻게 해야 할지 모르게 되다가, 정신이 들면 생각이 정돈되어 차분하고 조리 있게 말하게 되는데, 이 과정은 마치 엉클어진 머리카락이 빗으로 깔끔하게 정돈되는 것에 비유할 수 있다.

이러한 과정이 지속되면 사고력이나 창의력 등도 향상된다. 그래서 집중과 무념의 상태가 깊어질수록 무의식의 세계까지도 의식의 세계로 이어져 영감도 더욱 자주 떠오르게 된다.

3) 심리적인 면

집중과 무념의 수련이 반복되면 마음은 원래의 건강한 상태인 중심(中心)의 상태로 저절로 회복되어 간다. 앞에서 설명한 대로 중심(中心)은 희로애락의 어느 한편에도 치우치지 않고 여러 가지 감정들이 균형과 조화를 이룬 상태이다. 이 상태는 정서적으로 매우 안정된 이상적인 상태로, 심리적으로 평안함을 느끼는 상태이기도 하다.

이렇게 되는 과정은 몸을 다쳤을 때 자연치유력에 의해 회복되는 것과 같이 마음의 긴장을 풀면 심리적으로도 저절로 치유되는 것과 같은 것이라고 할 수 있다. 안정의 상태가 깊어지고 견고해질수록 감정의 기복이 없어지고 웬만한 자극에도 요동하지 않게 되는 평안을 누리게 된다.

❻

명상

용어를 통해 본 명상의 의미

명상의 종류

명상의 효과

기독교와 명상

명상의 방법

명상 실습

1. 용어를 통해 본 명상의 의미

1) 한자

명상에 해당되는 한자는 '冥想', '瞑想'의 두 가지가 있다. 여기서 사용된 '명(冥)'은 '어둡다'는 뜻이고, 또 다른 '명(瞑)'은 '눈을 감다'는 뜻이다. 결국 한자에서 명상은 눈을 감아 외부의 세계는 차단하고 내부에 몰입된 상태로 생각한다는 뜻이 된다.[37]

2) 영어

명상을 의미하는 영어는 'meditation'인데 이 용어의 어근은 'medi-'로, 이것은 'medicare', 'medicine', 'medical'의 경우와 같이 '치료'의 개념을 지닌다. 즉, 영어에서의 명상은 치료를 궁극적 목적으로 하는 생각인 것이다.

3) 히브리어

① 씨아흐(שיח): 묵상, 심사숙고, 기도.

"주의 말씀을 묵상(씨아흐)하려고 내 눈이 야경이 깊기 전에 깨었나이다"(시119:148)

"또 주의 모든 일을 묵상(씨아흐)하며 주의 행사를 깊이 생각하리이다"(시77:12)

---

37) 사람은 오감을 통해 외부의 정보를 받아들이는데, 오감 중 시각이 약 75%의 정보를 받아들인다는 학설이 있다. 잠을 자거나 깊은 생각을 할 때 저절로 눈을 감는 것은 바로 외부의 정보를 차단하고 내부의 세계에 몰입한다는 것을 의미한다.

② 하가(הָגָה) : 숙고하다, 묵상하다,

"율법책을 네 입에서 떠나지 말게 하며 주야로 묵상(하가)하여
그 안에 기록된 대로 다 지켜 행하라"(수1:8)

③ 성경에서의 명상은 주로 하나님과 연관된 것에 대한 몰입이나
그것에 대한 집중적인 생각을 의미한다.

2. 명상의 종류

구체적인 명상의 종류는 헤아릴 수 없을 정도로 다양하며, 각자의
필요에 따라 다양하게 개발할 수 있다. 그러나 모든 방법들은 다음
과 같이 두 가지로 대별할 수 있다.

1) 집중명상과 비움명상

(1) 집중명상: 특정한 대상에 의식을 집중하는 방법이다.
① 자신이 아닌 외적인 것에 집중: 신앙의 대상, 사물 등
② 자신에게 집중: 자신의 오감, 생각, 행위 등

(2) 비움명상: 자신이나 대상 등 어떤 것에 관한 의식이나 생각도
비우는 것. 무념무상, 마음비움, 자기비움 등.

집중명상의 경우와 같이 특정 대상에 집중하기 위해서 잡념을 비
우는 비움명상이 필요하고, 비움명상을 하는 과정에서도 특정한 것

에 집중하는 과정이 필요한 것처럼 양자는 서로 보완과 중복의 부분이 있다.

2) 성경의 명상법[38]

(1) 쑤아흐(שׂיחה)명상

① 씨아흐와 연관된 용어이다.

② "이삭이 저물 때에 들에 나가 묵상(쑤아흐)하다가 눈을 들어 보매 낙타들이 오는지라"(창24:63)

③ 깨달음을 추구하기 위한 생각의 과정이라는 의미가 있다.

④ 주제에 집중하기 위하여 잡념을 제거하는 의미가 있다.

⑤ 영적 최고 수준에 도달하기 위하여 자신의 영적 본질로 들어가는 의미가 있다.

⑥ '씨아흐'는 생명나무를 올라간다는 의미를 담고 있으며, '쑤아흐'는 가장 높은 가지에서 휴식을 취한다는 의미를 담고 있다.

(2) '하가'명상

① "어떤 사람이 너희에게 말하기를 주절거리며 속살거리는(하가) 신접한 자와 마술사에게 물으라"(사8:19)

② '씨아흐'명상의 준비과정으로도 수행된다.

③ 소리, 낱말, 구절이나 멜로디를 반복하는 방법이다.

④ 주여, 주여, 주여!와 같은 방법이다.

---

38) Aryeh K., 2012.

(3) 라난(רָנַן)명상

① "너희 의인들아 여호와를 즐거워하라(라난) 찬송은 정직한 자들
  이 마땅히 할 바로다"(시33:1)

② 하나님과 더 가까워지기 위해 찬송과 같이 감정을 일으키는 방
  법들을 통하여 정결한 의식의 상태로 변화하는 것이다.

(4) 쇠슈아(שַׁעֲשֻׁעַ)명상

① "환난과 우환이 내게 미쳤으나 주의 계명은 나의 즐거움(쇠슈
  아)이니이다"(시119:143)

② 외부의 어떤 것으로부터도 방해를 받지 않을 정도로 특정한 것
  에 몰입되어 평온한 마음의 상태에 있게 되는 것을 의미한다.

③ 최고의 영적 단계에 완전히 몰입되어 완전한 평안을 누리는 상
  태를 의미한다.

(5) 빈(בִּין)명상

① "욥이여 이것을 듣고 가만히 서서 하나님의 오묘한 일을 깨달
  으라(빈)"(욥37:14)

② '이해하다', '분별하다', '고려하다'의 의미를 지니고 있다.

③대상을 완전하게 이해할 때까지 눈으로 응시하거나 생각하는 방
  법이다.

3. 명상의 효과

1) 산란한 마음을 안정시키고 정연하게 만든다.

사람들은 하루에도 약 60,000가지 생각을 하고 그중 약 5%만 의식하며, 대개가 반복적인 것이고, 전체 중 약 80%는 부정적인 것이라고 한다.[39] 이에 더해 현대인들은 무한하게 쏟아지는 온갖 정보에 노출되어 정신을 차리지 못하고 살아간다. 곧 자신이 꼭 해야 할 생각이 무엇인지를 놓치게 되고, 따라서 인생의 귀한 시간들을 낭비하게 된다. 이러한 상황에서 명상은 머리빗으로 머릿결을 가다듬듯 생각을 가다듬고 감정을 조화롭게 하는 역할을 한다.

2) 대상에 더 가까워지고 더 깊은 이해를 하게 된다.

잡념들에 이끌리지 않고 자신이 하는 일이나 신앙의 대상에 더욱 집중하게 되어 대상에 대한 이해가 한층 더 깊어진다.

3) 심신의 안정으로 건강과 더 고차적인 능력을 얻는다.

질병의 약 80%는 심리적 원인에 의한 것이라고 한다. 명상은 심리적 안정감을 제공하여 몸과 마음, 양자의 건강에 도움을 준다. 명상의 단계가 깊어지면서 평소보다 더 깊은 의식의 차원으로 들어가게 되어 잠재능력을 개발하게 된다.

---

39) 김선숙, 2012 .

4. 기독교와 명상

1) 성경에는 명상에 해당되는 다양한 장면이 다수 나온다. 방법도 앞에서 설명한 것처럼 다양하다.

2) 성경의 명상은 주로 하나님에 대한 집중이나 자신의 신앙 상태에 집중하고 생각함을 통해 신앙심을 고양하는 것에 목적을 둔다.

5. 명상의 방법

1) 집중에 도움이 되는 환경을 만든다. 특히 소음이나 빛, 기온, 옷과 장신구 등 오감을 자극하는 환경을 피한다.

"히스기야가 낯을 벽으로 향하고 여호와께 기도하여"(왕하 20:2)
"예수는 물러가사 한적한 곳에서 기도하시니라"(눅5:16)

위에서 '낯을 벽으로 향하'는 것이나 '한적에 곳으로 가는' 행동은 모두 하나님께 집중하기 위하여 외부의 자극을 최대한 차단하는 환경을 만드는 모습이다.

2) 몸의 상태가 생각에 방해가 되지 않도록 최대한 편한 자세를 취한다. 구체적인 방법은 이 책의 '호흡' 장에 자세히 기술하였다.

3) 집중명상을 할 때는 대상에 대해 오감의 이미지를 연상한다. 어떤 대상에 집중하기 위해서는 그 대상의 특징을 정확하고 분명하게 알 때 가능해진다. 예를 들어, 구체적인 모습을 모르는 추상적이고 관념적인 대상보다는 가시적이고 구체적인 대상에 더 집중하기 쉽다는 것이다.

따라서 대상에 집중하고자 할 때는 그 대상이 지니고 있는 속성을 오감을 사용하여 최대한 정확하고 분명하게 그려 내도록 한다. 예를 들어, 성경에는 예수님이 환자의 몸에 손을 대심으로 치료의 기적이 나타나는 경우들이 많다. 이 경우를 생각하여 예수님의 손길이 자신의 몸을 어루만지고 치료하신다는 것을 생각할 때는, 예수님의 전체적인 모습(가능한 눈, 눈동자, 입술, 머리카락 등 가능한 세부적으로)의 크기, 모양, 색상, 촉감, 음성의 크기와 특징, 자신의 몸에 닿았을 때의 느낌(차가운지, 따뜻한지, 부드러운지 등등) 등 상상할 수 있는 모든 정보를 떠올린다. 이러한 방법은 운동선수들이 실제 훈련을 할 수 없을 때에 이미지 트레이닝을 함으로써 실질적인 운동 효과를 볼 수 있는 것과 같은 원리이다.

4) 현재에 집중한다.

삶에서 가장 중요한 순간은 미래나 과거도 아니고 바로 현재이다. 과거를 회상하며 반성과 지혜를 얻는 것도 바로 현재이고, 미래를 설계하고 꿈을 꾸는 것도 바로 현재이기 때문이다. 자신을 안다는 것도 바로 과거나 미래의 자신이 아니라 바로 현재의 자신을 아는 것이다. 그럼에도 불구하고 많은 경우에 과거에 얽매이고 미래에 대한 환상과 걱정에 이끌려 자신을 잃고 방황하며 갈 바를 찾지 못하게 되는 경우가 많다. 과거나 미래가 아닌 현재가 중요하다는 것은 성경에서도 강조하고 있는 내용이다.

> "너희는 이전 일을 기억하지 말며 옛날 일을 생각하지 말라"(사43:18)
> "그러므로 내일 일을 위하여 염려하지 말라 내일 일은 내일 염려할 것이요 한 날의 괴로움은 그 날로 족하니라"(마 6:34)

명상을 할 때에는 바로 현재의 자신과 주위 상황을 정확하고 분명하게 아는 것에 집중해야 한다. 큰 꿈을 갖고 먼 길을 가고자 하더라도 현재의 발걸음에 신경을 쓰지 못함으로 인하여 넘어지지 않도록 조심해야 한다.

5) 반복적으로 실시한다.

대중 인기가 높은 유행가나 로고송의 가사는 많은 내용이나 용어를 사용하지 않고 단순한 것을 반복하는 경우가 많다. 반복은 학습에 매우 효과적인 방법이기 때문이다. 성경의 구절들도 같은 용어를 반복하거나 내용은 같고 용어만 바꾸어서 반복하는 경우가 매우 많다.[40] 신앙심을 강하게 하기 위하여 주기도문이나 사도신경을 반복적으로 암송하는 것도 같은 경우라고 할 수 있다.

---

40) 성경에는 용어의 반복뿐만 아니라, 성경 전체가 내용을 구조적으로 반복하는 것이라는 주장도 있다 (David A. Dorsey, 1999).

6. 명상 실습

명상은 특별한 환경이나 능력 그리고 목적을 지닌 경우에만 하는 것이 아니다. 명상은 각각의 목적에 따라 누구나 언제든지 어디서든 할 수 있는 것이다. 여기서는 일상생활에서도 실천할 수 있는 방법들을 소개한다.

1) 집중명상

① 호흡 명상: 자신의 호흡에 의식을 집중함으로써 심신의 안정과 집중력을 도모하는 것이다. 이 책의 '호흡' 장을 참고하면 된다.

② 생각, 감정 등 내면적인 것부터 걷기, 식사, 샤워, 대화, 일하기, 운전하기 등 생활 속 모든 사건을 명상의 계기로 사용할 수 있다.

③ 상황에 맞는 각각의 사건들을 정하여, 시작과 과정 그리고 끝나는 순간까지 시간적 순서대로 최대한 세밀하고 자세하게 집중하여 관찰한다. '식사'를 계기로 한다면, 식탁을 대할 때 자신의 생각이나 몸이 어떤 변화를 시작하게 되는지, 그다음에는 어떤 과정들이 일어나는지에 대해 집중하고 관찰하는 것이다.

④ 이 과정에서는 대상에 대한 주관적 판단이 개입되면 생각이 그대상에 끌려가는 것이 되므로 가능한 객관적으로 바라보는 훈련을 반복해야 한다.

⑤ 이 과정을 통해 자신의 편견을 벗어나게 되고, 대상을 더 바르게 이해하게 된다.

⑥ 대상에 집중하는 과정 속에서 비움명상도 자연스럽게 행해진다.

2) 비움명상

① 궁극적으로는 무념무상이면서도 맑은 의식을 유지하는 상태에 들어가는 것을 목표로 한다.

② 이 책의 '호흡' 장에 설명한 것처럼, 호흡에 의식을 집중하다 보면 마음이 어느 것에도 끌려가지 않는 '중심(中心)'의 상태에 이르게 되고, 그 상태에서는 어떤 의식이나 감정의 작용이 없이 맑고 조용하고 평화롭고 깊고 명료한 의식 상태에 이르게 된다.

❼

체력과
운동

체력
운동

1. 체력

1) 체력이란?

⑴ 신체는 정신과 무관한 것이 아니므로 체력은 정신력과 분리할 수 없다.

⑵ 정의**41)**

① W.H.O.: 주어진 상태에서 근육운동이 요구되는 작업을 만족 스럽게 수행하는데 필요한 능력

② Ishiko: "운동을 일으켜 수행하는 능력, 운동을 지속하는 능력, 운동을 적절하게 조절하는 능력"

③ Ikai: "체력은 스트레스를 견뎌 내는 저항력과 일을 적극적으로 수행하는 작업능력을 합친 것이다. 전자를 '방위체력'이라 하고 후자를 '행동체력'이라 한다. 환언하면 방위체력은 생존력이고 행동체력은 생산력이다."

④ Hettinger: "체력은 근력, 지구력, 민첩성 세 가지 요소를 종합한다."

⑤ Cureton: "병이 없고, 치아가 좋고 청력과 시력이 정상적이며, 정상적인 정신 상태를 유지하고, 신체를 조정할 수 있으며, 작업을 오랫동안 지속하더라도 능률이 저하되지 않는 상태"

⑥ Clark: "과도한 피로감 없이 정력적으로 민첩하게 매일의 업무를

---

41) 최영웅 외, 2005, 최공집, 2012.

수행할 수 있는 능력 또는 충분한 에너지를 갖고 여가를 즐기거나 예견할 수 없는 일을 맞이했을 때 이에 대처할 수 있는 능력"

2) 체력의 요소

(1) 건강 체력의 요소

① 심폐기능 ② 신체구성 ③ 유연성 ④ 근력 ⑤ 근지구력

(2) 운동체력의 요소

① 순발력 ② 스피드 ③ 민첩성 ④ 평형성 ⑤ 협응력

(3) Ikai의 체력구성요소[42]

체력	신체적 요소	행동체력	체력
			형태: 체력, 자세
			기능: 근력, 지구력, 순발력, 평형성, 민첩성, 유연성
		방위체력	형태: 기관조직의 구성
			기능: 신체적 스트레스에 대한 저항력(환경에 대한 적응, 면역, 조절)
	정신적 요소	행동체력	정신적 작업능력(의지, 정확, 신속, 의욕)
		방위체력	정신적 스트레스에 대한 저항력

---

42) 최공집, 2012.

(4) 체력의 7요소

① 근력과 근지구력

　근력과 근지구력은 건강 관련 체력과 삶의 질을 유지하고 증진하는 데 매우 중요한 요소이다. 4-5세까지는 성차가 없으나 이후부터 남자가 발육량과 속도에서 우세하다. 남자는 16세, 여자는 14세까지 발달이 가속화되다가 급감하지만 20세까지는 계속된다.

　최대 근력은 비훈련 여성은 보통 20세, 비훈련 남성은 20-30세에 도달한다. 30대부터 근력 저하가 시작되는데, 여성의 경우 30대 중반부터 시작, 남성은 30대 후부터 완만한 저하가 시작된다. 50세의 악력은 최고 수준 시에 비해 남자는 83%로 저하된다. 근육 크기의 감소는 각 근섬유의 크기 감소, 근섬유의 상실 등에 의해 초래된다. 노년기 근력 저하의 주된 원인은 노화이지만, 일반적인 원인은 운동 부족이다.

② 전신 지구력

　전신운동의 지속능력으로서, '스태미나', '유산소 능력' 혹은 '심폐지구력'이라고 한다. 심폐지구력은 활동조직을 위한 산소 운반능력이다. 성인의 건강도와 밀접한 관계가 있으며 건강 상태의 결정에 있어 신체조성보다 중요하다. 절대적인 유산소능력은 남성은 17-21세, 여성은 12-15세에 절정을 이루다 점차 감소한다. 어린이와 성인의 체격 차이를 고려하면 유산소성 능력의 차이는 거의 없다. 유산소능력의 감소의 원인은 단순히 노화만이 아니라 신체 활동의 감소이기도 하다. 심폐지구력은 체격 조건이나 생활 습관에 따라 다를 수 있다.

③ 민첩성

민첩성(agility)은 운동기술 관련 체력 요소로서 공간에서 재빠르게 신체 동작을 잘 조정하고 부드럽게 반응할 수 있는 능력, 혹은 동작에 있어서 전신 또는 부분 동작을 신속하게 변경한다든지 운동의 방향을 재빠르게 바꿀 수 있는 능력을 말한다. 민첩성은 신경계 발달에 따라 향상된다. 신경섬유의 수초형성이 이뤄지면 반응속도가 빨라지므로 숙련된 수행을 할 수 있다. 대뇌피질의 수초 형성은 어린 시기에 가장 급속히 일어나며 사춘기를 지나도 지속된다.

유아기의 민첩성은 4-6세를 거쳐 지속적으로 향상된다. 민첩성 발달을 위한 운동은 빠를수록 좋다. 남녀 모두 유아기에는 급격한 발달을 하고, 학동기는 지속적인 증가, 청년기에는 남자 18세, 여자 13-14세경에 발달을 멈춘다. 특히 남자는 13세 사춘기 이후에 급가속한다.

민첩성은 청년기 이후 장년기와 노년기에 지속적으로 감소한다. 민첩성을 나타내는 사이드 스텝과 전신반응간은 20대를 기준으로, 30대는 95%, 40대는 90%, 50대는 85%, 60대는 75-80%, 70대는 65-70% 수준이다.

④ 유연성

유연성(Flexibility)은, 하나 또는 둘 이상의 복합적인 관절이 움직일 수 있는 가동범위를 말한다. 관절의 연골이나 뼈의 모양, 근육, 건 등의 길이와 신장성에 영향을 받는다. 유연성의 일반적인 특징은 각 관절마다 특수성이 있으며, 사지의 길이와 무관하고, 가동범위가 힘 발달에 영향을 미치지 않는다. 연령보다는 활동수준에 더 영향을 받는다. 남자보다 여자가 더 유연성이 좋다. 유연성 측정의 대표적인 것은 요부(lower back)와 엉덩이(hip)의 유연성을 평가하기 위한 Sit-and- reach이다. 평균적으로 여자는 5-11세까지는 안정적이었다가 그 후 사춘기 동안 15세까지 현저하게 증가하며 그 후에도 작지만 계속 증가한다. 남자는 5-12세까지 유연성이 선형적으로 감소하여 12세에 최저점을, 그 후 18세까지는 증가한다. 유연성 측정에 있어서 나이와 성별에 관계된 변수의 독특한 유형은 사춘기 동안 하체와 몸통의 발육부분과 관계가 있다(발육하는 동안 앉은키와 신장의 비율과 관련됨).

⑤ 순발력

순발력(power)이란 가장 짧은 시간 내에 최대의 힘을 발휘할 수 있는 능력(Power=strength × speed)이다. 순발력은 운동 기술 관련 체력 요소의 하나로, 근력 · 근지구력과 함께 운동 성취에 관여하는 주요한 근기능이라고 할 수 있다.

남녀 모두 5-8세까지 급격하게 증가하다가 그 후에는 완만히 증가한다. 아동기에는 성차가 적으나 사춘기 무렵에 차이가 크게 나타난다. 학동기의 남자는 연령에 따라 특히 사춘기 무렵에 급속히 증가한다. 여자는 증가폭이 완만하고 다른 종목에 비해 성차가 큰 종목이다. 남자와 여자의 순발력 차이는 남자는 순간적으로 수축하여 강한 힘을 발휘하지만 빨리 지치는 백근섬유가 많은 반면, 여자는 약한 힘을 발휘하더라도 장시간의 수축에 잘 견디고 지치지 않는 적근섬유가 많기 때문이다.

⑥ 평형성

평형성(balance)이란 신체를 일정한 자세로 유지할 수 있는 능력으로서 관절감각과 근육감각에 의한 근육의 지각반응과 시각반응 등 여러 가지 요소에 의해 생기는 균형의 정도를 의미하는 것으로 운동기술 관련 체력 요소의 하나이다. 정적 평형성 테스트 방법에는 눈 감고 외발서기가 있고, 동적 방법으로는 직선보행검사와 Cureton의 평형성 종합검사가 있다.

유아의 민첩성과 평형성은 다른 기초운동능력에 비해 연습을 통해 급속히 향상된다. 시각은 유아의 평형에 중요한 요소이다. 6세 이하의 남녀는 눈을 감고는 외발로 균형을 못 잡는다. 2-12세 기간은 평형성 수행이 직선적으로 향상되는 경향이 있으며, 여아들은 7-8세까지는 남아보다 능숙한 경향이 있다.

남성은 20대 전중반에 최고 수준을 이루다 20대 후반부터 30대 전반에 급격히 저하된다. 여성은 20대 후반에 최고 수준을 이루다 이후에 급격히 저하된다. 형성은 남녀 간에 차이가 별로 없다. 노화로 인한 평형성의 감소는 전반적인 하체 근력의 약화로 발생하고, 협응력이나, 유연성 및 고유 수용기능의 저하에 따른 자세 흔들림이 원인이다. 신경계나 근골격계 문제 혹은 약불이나 음주로 인해 발생한다.

⑦ 협응성

협응성(coordination)은 적절한 시기에 목표의 위치를 설정할 수 있거나 움직이는 물체를 정확히 잡거나 맞추고 신체의 여러 분절을 조화롭게 연속적으로 움직일 수 있는 능력이다. 신체 운동의 제어, 조절 또는 조정력으로 표현되기도 한다. 협응성의 발달은 신경계의 발달과 함께 이뤄지고, 간단한 것부터 복잡한 활동으로 진행된다. 협응성은 평형성, 스피드, 민첩성에 영향을 받으나 근력과 근지구력과는 무관하고 개인차가 크다.

생후 4개월이 되면 뻗기와 파악과 같은 기본적인 조작을 정확하게 수행하는 빈도가 점차 증가한다. 눈과 손의 협응 능력의 단계는, 0-16주 사이에는 움직이는 손을 눈으로 따라가 정보를 탐색한다. 17-28주 사이에는 손을 덜 움직이고 시각에 의한 능동적인 탐색을 한다. 28-40주 사이에는 집중적인 시각 탐색과 잡고 조작하는 반응을 한다. 40주 이후 사이에는 자극을 받으면 손이 위축되거나 회피반응을 보인다. 12-13개월에서 5세 사이에는 자의적인 손 움직임이 거의 이뤄진다. 6-10세 사이에는 조작하고 던지고 받기에 참여할 수 있다. 12세 사이에는 거의 성인 수준에 이른다.

2. 운동

1) 운동의 중요성

① 인간은 생명체이고 생명체란 움직이는 몸이다.

② 생명체가 살아 있다는 것은 움직이고 있다는 것이다.

③ 운동은 건강한 생존을 위해 필수적이다.

2) 운동의 종류

(1) 유산소 운동

① 소모되는 에너지를 거의 유산소성 대사로 공급한다.

② 심폐기능향상에 많은 도움이 된다.

③ 노화 지연과 고지혈증과 비만 등 많은 운동부족병의 예방과 치료에 도움이 크다.

④ 운동 강도가 낮고 지속적이며 부드러운 동작 중심이다.

⑤ 피로물질이 적게 생성되고 지방의 소모가 크다.

⑥ 무산소 운동보다 건강에 큰 도움이 된다.

⑦ 운동 상해의 위험도가 낮다.

(2) 무산소 운동

① 소모되는 에너지를 무산소성 대사로 공급한다.

② 혈압상승으로 인해 심장에 무리가 될 수 있다.

③ 강도가 높고 피로물질의 축적도가 높아 단시간용이다.

④ 무산소 능력을 높이고 신체 난련에 도움이 된다.

(3) 혼합운동

① 유산소와 무산소운동이 상황에 따라 혼합적으로 나타나는 것이
　　다(예: 축구).

② 같은 운동종목이라도 하는 방식과 수행자의 체력수준에 따라
　　유산소운동과 무산소운동으로 구별될 수 있다.

3) 운동 부족과 운동 과다

　모든 사람들은 건강을 원하지만 아이러니하게도 현대 문명은 인간
을 점점 못 움직이지 않게 하여 건강을 해치게 하고 있다. 건강을 위
한 운동은 적정량이 중요하다.

(1) 운동 부족

① Moris는 운동 부족에 의한 질병을 '운동부족병(Hypokinetic
　　Disease)'이라고 명명하였다.

② 운동으로 일주일에 2,000㎈ 이상 소모하면 건강 이상으로 인한
　　사망률을 감소시킬 수 있다.

③ 현대인의 질병의 가장 큰 원인은 운동 부족이다.

④ 운동 부족은 몸의 생리적 기능뿐만 아니라 정신적 질환의 큰 요
　　인이 되기도 한다.

(2) 운동과다증(Overtraining Syndrome)

① 건강을 위한 운동에는 각자에게 맞는 강도와 빈도가 있다.

② 기록 갱신이나 경쟁을 위한 운동은 건강을 해칠 우려가 많다.

③ 건강을 위해서는 운동의 강도와 빈도를 점진적으로 증가해야
한다.

4) 운동의 방법

(1) 운동의 3단계

① 준비운동(warming-up): 체온 상승, 근육의 이완, 심리적 준비
를 통해 본운동을 위한 신체 상태를 만들어 본운동의 수행능력
발휘와 안전운동을 도모한다.

② 본운동(main exercise): 나이, 운동 경력, 신체 상태 등 자신의 심
신 조건에 맞추어 운동의 종류와 시간 및 빈도와 강도 등을 정
하고 점진적이고 계획적으로 실시한다. 개인별 적정 강도는 운
동을 마치고 난 후 피로를 느끼지 않는 수준이다.

③ 정리운동(cooling-down): 본운동으로 활성화된 신체를 차츰 안
정시켜 원상태로 회복시키는 과정이다. 운동으로 인해 발생한
피로물질인 젖산을 제거하여 피로회복을 돕고, 현기증이나 졸
도 등 운동으로 인한 사로를 방지한다.

(2) 운동 실행의 원리[43]

① 과부하의 원리(Overload Principle): 근력을 증가시키려면 평상시
보다 무게의 부하를 더 주어야 한다.

② 점진성의 원리(Progression Principle): 과부하 원리의 연장이며, 초

---

43) 고영호 외, 2014.

기 4-6주 동안은 신체 상황에 맞추어 서서히 증가시키고, 이후 18-20주 동안도 일주일당 10% 내에서 강도와 빈도를 증가시켜 나간다.

③ 특정성의 원리(Specificity Principle) : 운동의 효과는 사용된 근육에만 나타난다.

④ 개별성의 원리(Individualization Principle) : 개인의 일반적(성별, 나이) · 신체적 · 심리적 · 사회적 특성 등에 맞추어 실시해야 한다.

⑤ 회복의 원리(Recovery Principle) : 운동 이후 신체의 적응과 발달을 위해 휴식을 해야 한다. 일반적으로 24-48시간이면 충분하다.

⑥ 가역성의 원리(Reversibility Principle) : 운동의 효과는 규칙적으로 행할 때 나타난다. 단기간 운동한 것의 효과는 단기간에 사라지고, 장기간의 운동은 장기간에 걸쳐 사라진다.

(3) 운동 중 주의사항
① 무리가 절대 안 가는 약한 운동부터 시작한다.
② 자신의 건강과 체력에 맞는 운동을 선택한다.
③ 남과 경쟁하지 않도록 한다.
④ 일주일에 3일 정도로 휴식을 취하며 한다.
⑤ 부담이 안 가고 즐거울 정도의 수준으로 한다.
⑥ 운동 종목에 맞는 준비운동과 정리운동을 한다.

5) 운동의 효과
(1) 생리적 효과

① 심장계통: 심장크기의 증가, 심박수의 감소, 1회 박출량의 증가
② 호흡계통: 최대산소섭취량의 증가, 모세혈관과 적혈구의 증가, 혈압과 혈중콜레스테롤 감소
③ 근골격계통: 유사시 산소를 이용하여 에너지를 생산하는 근육 내 미토콘트리아의 수량 및 크기 증가
④ 수면의 질 향상

(2) 심리적 효과
① 긍정적 심리 상태로 변화
② 불안감과 우울증 감소
③ 자긍심 향상
④ 인지기능 향상

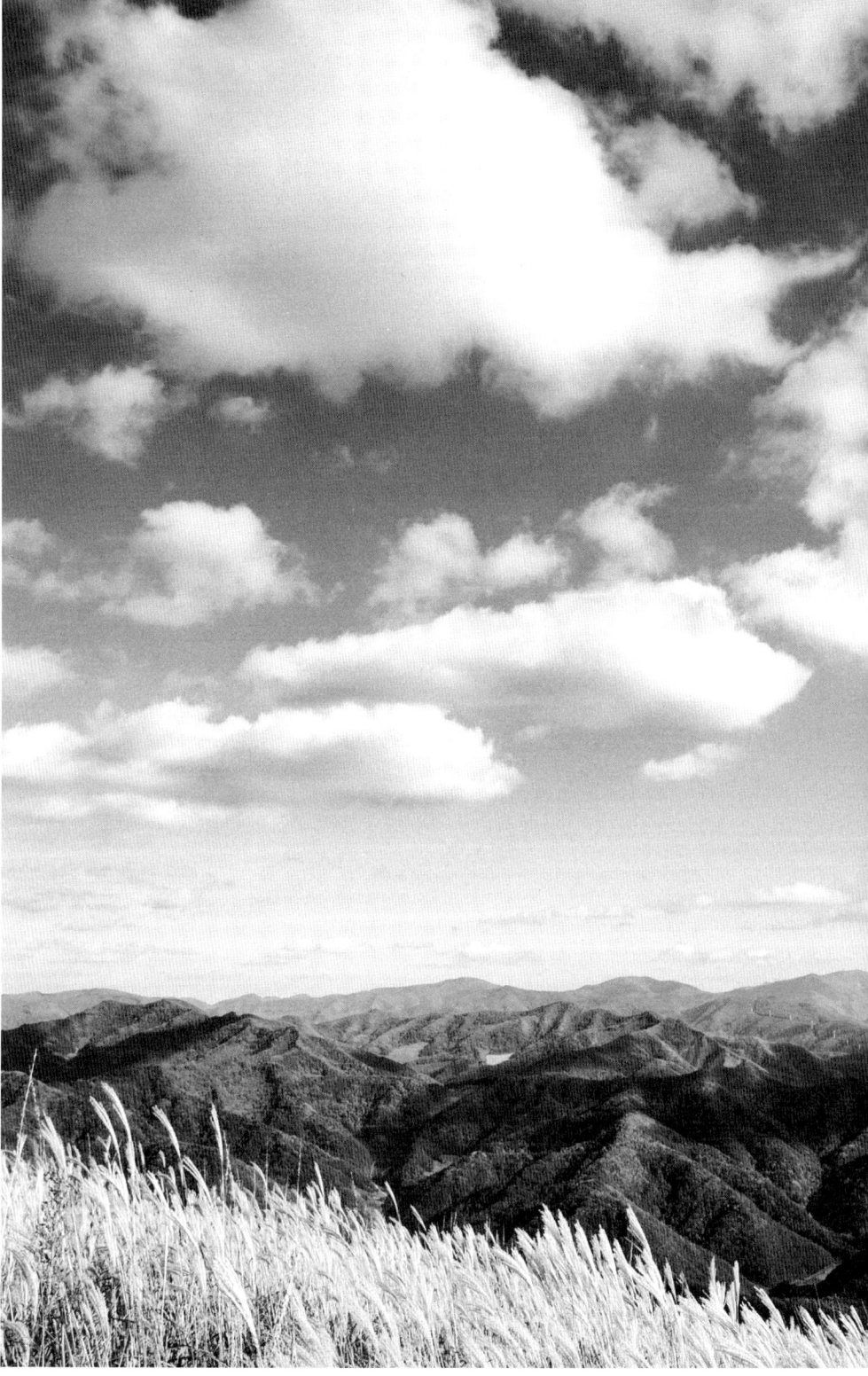

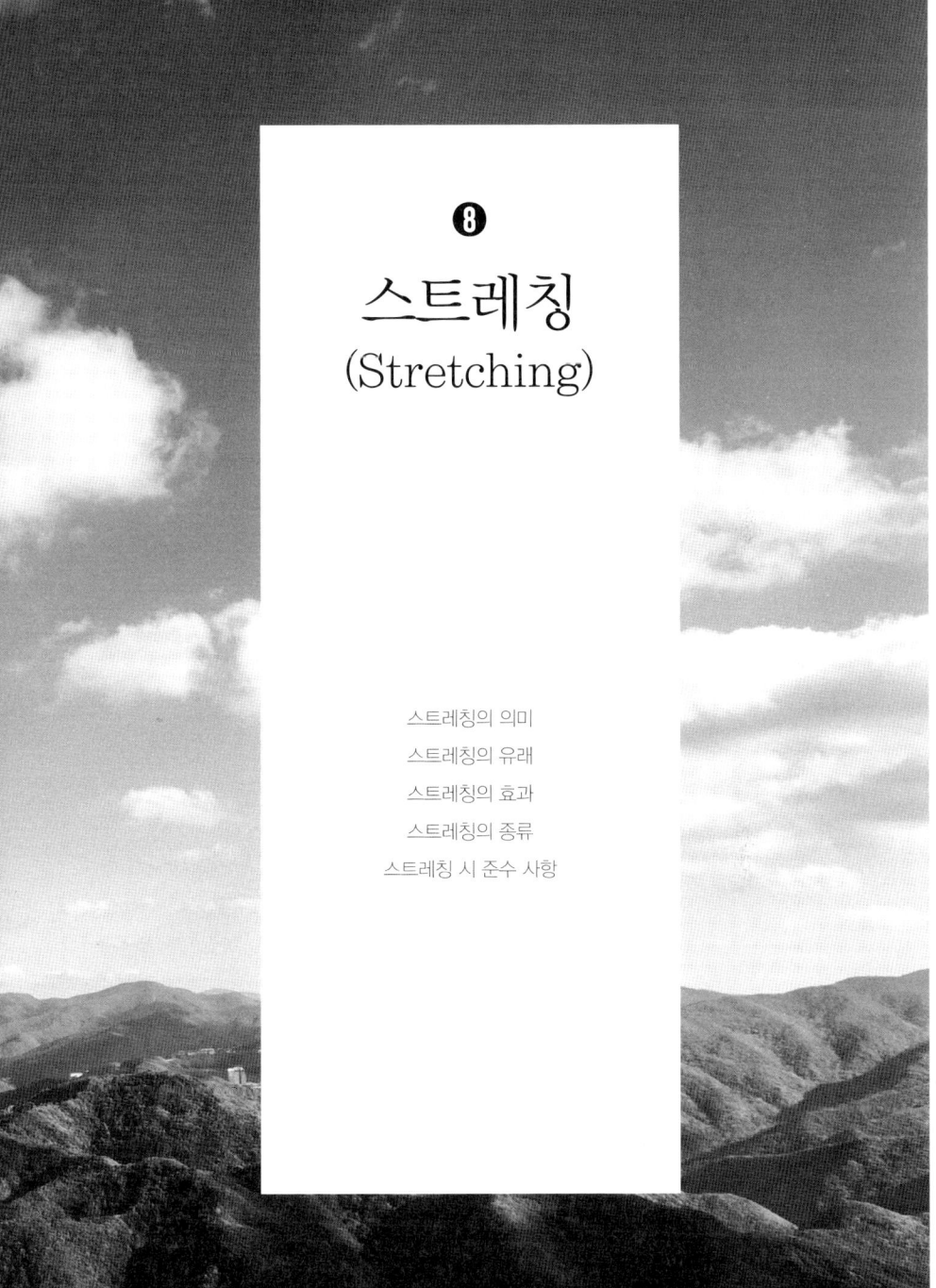

8

스트레칭
(Stretching)

스트레칭의 의미

스트레칭의 유래

스트레칭의 효과

스트레칭의 종류

스트레칭 시 준수 사항

행복은 건강을 통해서 오고, 건강은 운동을 통해서 얻으며, 운동은 스트레칭에서부터 시작한다. 한마디로 스트레칭은 행복을 위한 첫걸음이라고도 할 수 있는 것이다.

1. 스트레칭의 의미

스트레칭은 어의적으로 보면 몸을 늘려 주는 것이다. 그런데 여기서 주의할 점은 단순히 몸을 늘려 준다는 것에 초점을 맞추면 불필요하거나 과도하게 늘려 줄 수 있고, 그에 따라 오히려 상해를 입을 수 있다는 것이다. 따라서 저자는 스트레칭이라는 용어보다 '몸풀기'라는 용어를 추천한다. 잘못된 자세나 정신적 긴장을 하면 근육이 수축되는데, 몸풀기는 불필요하게 근육을 수축시키고 있는 힘을 제거하여 근육을 부드럽고 편한 원래의 상태로 회복시키는 것이다. 몸풀기 과정을 통해 심리적 긴장도 동시에 이완하게 된다.

2. 스트레칭의 유래[44]

Oconnel E. G.(1960)과 Lojon G. A.(1961), H. A. de Vries(1962) 등이 "종래의 반동을 붙인 유연체조보다 반동을 붙이지 않는 유연

---

44) 임정숙, 2005.

체조가 유연성이 높아진다.", "간단히 유연성 향상뿐만 아니라 근육통 예방과 치료에도 효과적이다."라고 발표하면서 스트레칭의 중요성이 부각되기 시작하였다. 이후 1975년 미국의 Bob Anderson이 'STRETCHING'이라는 명칭으로 무반동으로 행하는 유연체조 해설서를 발간하였다. 한국에서는 정확한 시점은 확인할 수 없으나 '몸풀기'라는 이름으로 행해져 왔다.

3. 스트레칭의 효과

1) 근육의 신축성을 강화시켜 관절의 가동범위를 늘려 주어 운동의 효과를 촉진시킨다.
2) 스트레스란 신체의 수축이라고도 하는데, 근육의 스트레칭을 통해 심신의 이완, 곧 스트레스를 해소시키게 된다.
3) 신체 전체를 골고루 자각하며 스트레칭을 하는 과정 속에서 자신의 심신의 긴장 상태와 강약의 상태 등을 알게 된다. 몸의 긴장 상태는 곧 심리적 긴장 상태를 나타내는 것이므로 스트레칭은 단순히 신체적 상태뿐만 아니라 심신 단일체적 존재로서의 전인적인 자각을 하는 계기가 된다.
4) 근육에 축적된 피로 물질인 젖산을 제거함으로써 운동으로 인한 근육통의 유발을 예방한다.
5) 자세를 결정하는 것은 근육이다. 잘못된 자세란 인체의 특정 근육이 정상보다 과도하게 수축된 상태를 말한다. 스트레칭을

통해 수축된 근육을 이완시켜 원상태로 회복시킴으로써 건강한 바른 자세를 갖도록 한다.

6) 아령을 들기 위해 팔을 굽히는 경우, 안쪽에 가장 큰 힘이 작용하여 수축되는 주동근, 바깥쪽에 늘어나는 근육을 길항근, 팔꿈치에서 손목사이에 있는 근육으로써 두 근육을 돕는 협응근이 작동한다. 이와 같이 몸을 움직일 때는 여러 근육이 작동하게 되는데, 스트레칭의 경우에도 동일하며 이를 통해 근육의 강화에도 큰 도움이 된다.

7) 스트레칭은 골단(骨端: 긴뼈의 양쪽 끝에 공 모양으로 되어 있는 부분)에 적절한 자극을 가하여 성장기 아동들의 뼈 성장에 도움이 되며, 골다공증의 예방과 치료에도 많은 도움이 된다.

8) 심신의 이완과 근육의 강화, 혈액순환의 촉진을 통한 신진대사 능력의 증강, 심장과 폐 기능의 강화로 전체적인 건강을 증진시킨다.

9) 근육을 가늘되 강하게 만들고 피부의 수축성도 신장시켜 노화 방지와 신체를 아름답게 하는 데 도움이 된다.

4. 스트레칭의 종류

1) 정적 스트레칭(Static Stretching)

(1) 의미

'정적'이란 근육을 늘린 상태에서 일정 시간 동안 움직이지 않음을 의미한다.

(2) 방법

① 해당 부위 관절의 가동 범위 내에서 근육의 연조직을 천천히 부드럽게 시원한 느낌이 드는 범위까지 늘린 후 짧게는 7-10초, 길게는 20-30초 정도 멈춘다. 근육을 원래의 상태로 돌리는 시간도 늘리는 시간과 동일하게 한다.

② 각 동작 사이에는 10-15초 정도의 휴식 시간을 준다.

③ 동일한 근육은 3회 정도씩 하는 것이 바람직하다.

④ 근육을 충분히 덥혀 주고 하면 더욱 효과적이다.

(3) 특징

① 에너지 소모량이 적다.

② 남녀노소 모두에게 가능한 방법이다.

③ 인간의 본능적인 동작을 바탕으로 만들어졌다.

(4) 효과

특히 본운동을 마치고 정리운동으로 하면 유연성을 기르고 근육에 피로물질인 젖산이 축적되는 것을 예방할 수 있다.

2) 동적 스트레칭(Dynamic Stretching)

(1) 의미

관절의 정상적인 가동범위(ROM) 내에서 반동의 힘을 이용하여 빠른 속도로 몸을 계속 움직이며 근육을 늘리는 방법이다.

(2) 특징

① 잘못된 근육반사를 일으키거나 관절의 손상을 입을 수 있다.

② 집단이 구령에 맞추어서 하기에 적합하므로 팀 스트레칭이나
   준비운동에 효과적이다.

③ 정적 스트레칭에 비해 지루함이 덜하다는 장점이 있다.

④ 준비운동으로 몸을 덥게(warming-up) 해 주는 데 효과적이다.

3) 탄도적 스트레칭(Ballistic Stretching)

(1) 의미

근육을 늘린 상태에서 반복적으로 반동을 주면서 하는 것이다.

(2) 특징

① 가벼운 움직임, 울림(반향), 율동적인 움직임 등을 포함한다.

② 유연성 증진에 매우 효과적이다.

③ 지방 연소와 근육 발달에 많은 도움이 된다.

④ 동적인 유연성과 순발력 증진에 필수적이다.

⑤ 경쾌한 음악에 맞추어 할 수 있으므로 지루함을 잊게 한다.

⑥ 근육의 과도한 신전으로 상해의 위험이 있다.

4) 등척성 스트레칭(Isometric Stretching)

(1) 의미

양 손바닥을 서로 같은 크기의 힘을 가하여 미는 것과 같이 미는
반대쪽의 저항하는 힘을 이용하는 스트레칭이다.

(2) 특징

① 근육을 늘리는 과정 중에 움직임이 없다는 측면에서는 동적 스트레칭의 한 종류이다.

② 자신의 몸이나 벽 같은 물체 혹은 동료와의 협조로 한다.

③ 수행 중에 통증을 감소시키고 근력을 강화하는 효과가 있다.

5) 수동적 스트레칭(Passive Stretching)

(1) 의미

신체의 다른 부분이나 교사 혹은 보조기구의 도움을 받으며 하는 기법이다.

(2) 특징

본운동 후 정리운동(cool-down)으로, 경직과 피로 예방에 효과적이다.

6) 능동적 스트레칭(Active Stretching)

(1) 의미

외부의 도움이 없이 스스로의 힘만으로 수행하는 기법이다.

(2) 특징

① 주동근의 근력과 길항근의 유연성의 증가에 효과적이다.

② 운동자 스스로 몸의 상태를 인지하며 수행함으로써 자신의 능력의 한계를 확인하고 상해를 예방할 수 있다.

③ 운동에 적극성이 없으면 적절한 과부하를 주지 않게 되어 운동

의 효과가 줄어드는 단점이 있다.

7) PNF 스트레칭(Proprioceptive Neuromuscular Stretching)

(1) 의미

근육의 수축과 이완을 동시에 행함으로 근육의 강화를 할 수 있는 기법이다.

(2) 특징

① 유연성을 발전시키는 데 매우 효과적인 정적이고 수동적인 방
   법이다.

② 스포츠 경기력 향상에 많이 사용된다.

(3) 방법

① 한 근육에 1일 1회 이상은 하지 않는다.

② 다음의 세 가지 방법으로 실행한다.

* 정지－이완(hold－relax)

* 정지－이완－수축(hold－relax－contract)

* 정지－이완－흔들기(hold－relax－swing)

③ 각 과정 사이에는 20초 정도의 휴식을 취한다.

5. 스트레칭 시 준수 사항

1) 쉬운 동작부터 차례로 난도를 높여 간다.

2) 심신을 이완한다는 마음의 준비를 한다.

3) 늘리는 근육에 의식을 집중하면서 천천히 한다.

4) 호흡을 멈출 정도의 동작은 무리한 것이다.

5) 남을 의식하지 않고 자신의 수준에 맞도록 한다.

6) 호흡과 동작을 일치시킨다.

7) 분석된 해부학적 순서를 따른다.

8) 몸의 전체 부분을 골고루 실시한다.

9) 한 번에 장시간 하지 않고 단시간으로 수차례 반복한다.

10) 가급적 매일 실시하되 주 3회 이상 하지 않으면 효과가 적다.

❾

신체
부위별
관리법

머리

목

어깨

가슴

손목

손가락과 손바닥

척추

허리

서기

다리

걷기

균형 잡기

1. 머리

1) 인당혈, 태양혈, 영향혈 지압하기

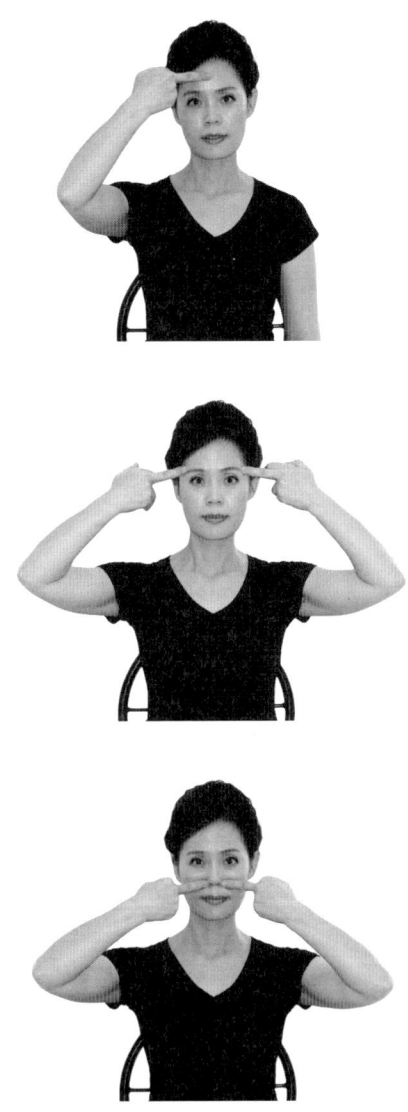

2) 귀 마사지(펴서 / 접어서 골고루 당기기)

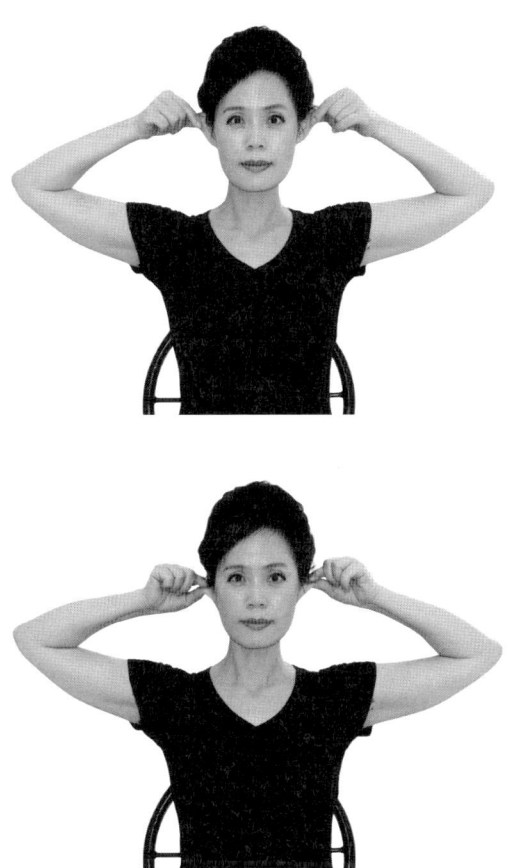

3) 안구운동, 엄지손가락 보며, 좌우, 상하, 원근, 원운동

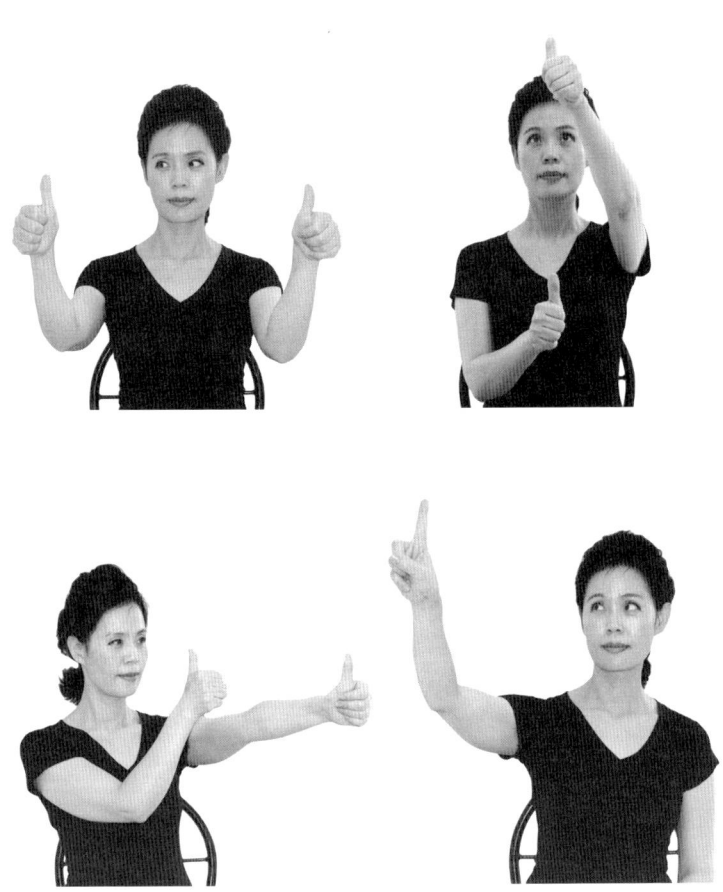

4) 입술 운동–입술 오므려 내밀었다 당겨 다물며 입꼬리 좌우로 올리기, 입술 모아 좌우로 밀기, 입술 내밀고 좌우로 돌리기

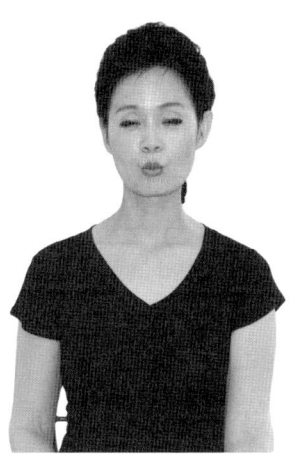

5) 혀로 치아 앞뒤면 5회씩 좌우로 닦기

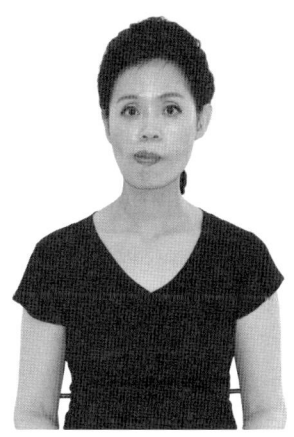

6) 코 중심으로 얼굴 사방으로 활짝 펴는 것 상상하기

(편 채로 10초 정지하는 것을 3회 반복),

가장 행복하거나 기쁜 상황일 때의 표정 상상하기

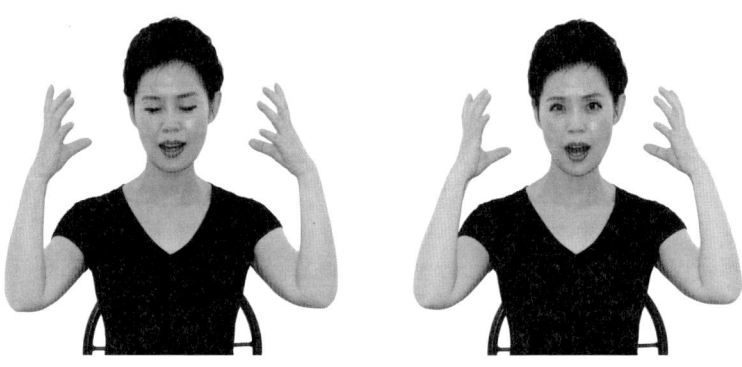

7) 이마부터 뒷머리 아문, 풍부, 풍지, 천주혈 누르기

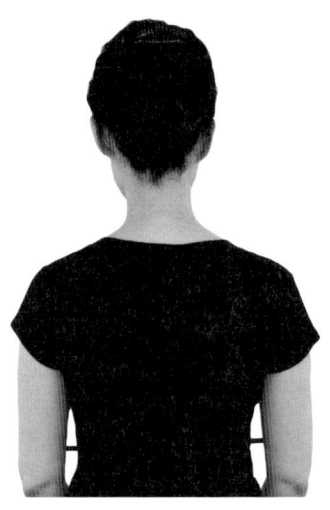

2. 목

1) 머리 바로 세우기

(머리 윗부분이 하늘로 빛을 발산하는 모습 연상)

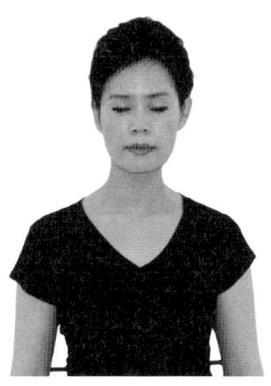

2) 머리의 중심축을 잡고 관자놀이부터 목 부위까지

좌우로 3회씩 돌리기

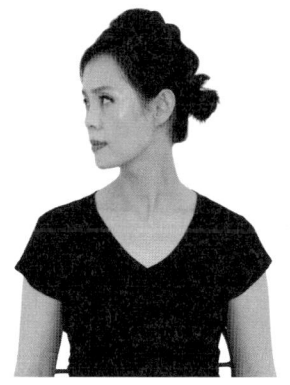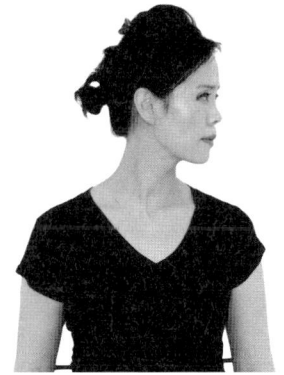

3) 양쪽 귀를 견봉을 조준하여
좌우 교대로 각 3회씩 원을 그리며 내리기

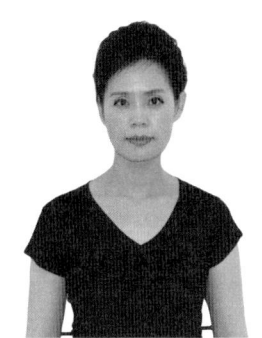

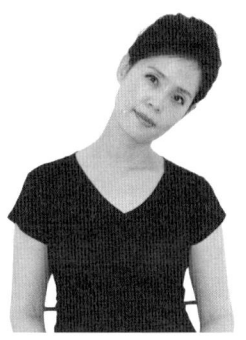

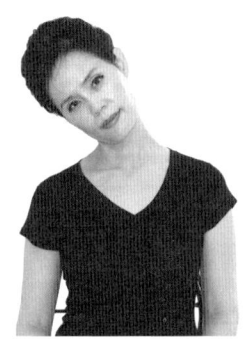

4) 머리의 무게로 좌우로 회전하는 모습 연상하며
각 3회씩 돌리기

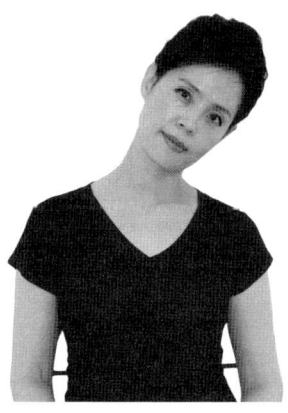

5) 경침에 누워 좌우로 천천히 움직이기,
목의 상태에 따라 횟수와 시간 조절하기

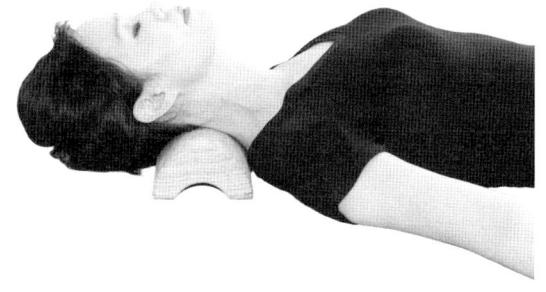

6) 페트병에 따뜻한 물을 완전히 채워 수건을 덮은 후,
목 뒤에 대고 누워 있기

3. 어깨

1) 양쪽 견봉을 귀를 향하여 올렸다 떨어뜨리기 좌우 각 3회

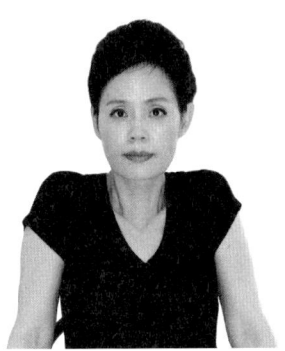

2) 깍지 끼고 손바닥을 아래, 앞, 위로 향하여 밀어내기 각 3회

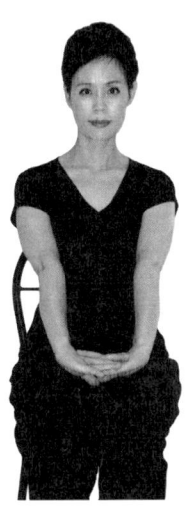 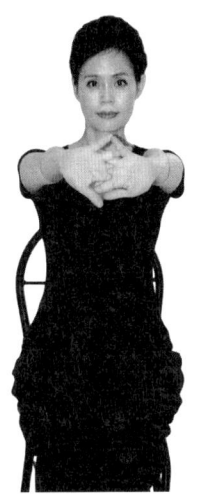 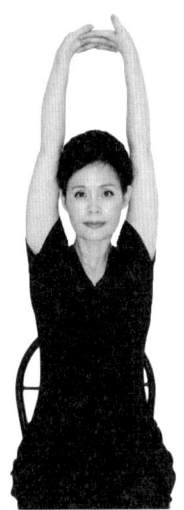

3) 양 손등 마주대고 팔 돌려 펴기 3회

4) 양팔을 좌우 60도 상방 및 좌우 수평으로
각각 3회씩 뻗어내기

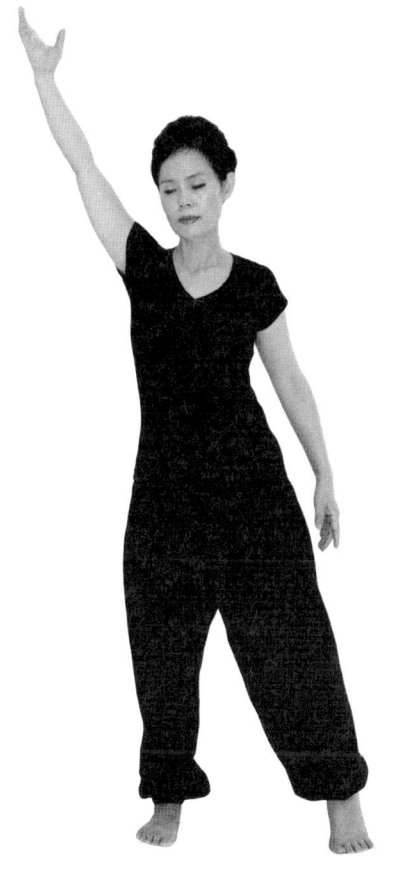

5) 숨 크게 쉬며 팔 전방과 좌우측으로 들어올리기

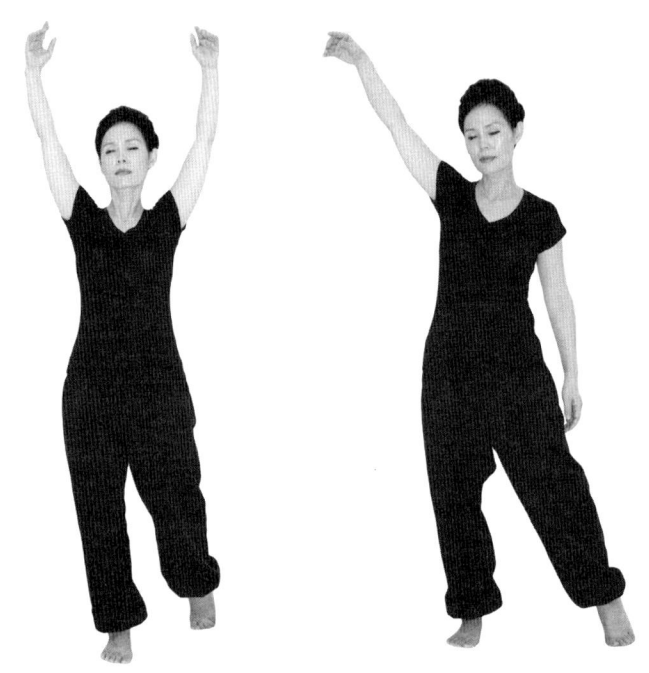

6) 손바닥 위로 하고 누워서 견갑골과 바닥 사이의 공간의 크기를
인지한 후 어깨에 힘을 점진적으로 빼고 바닥에 밀착시키기

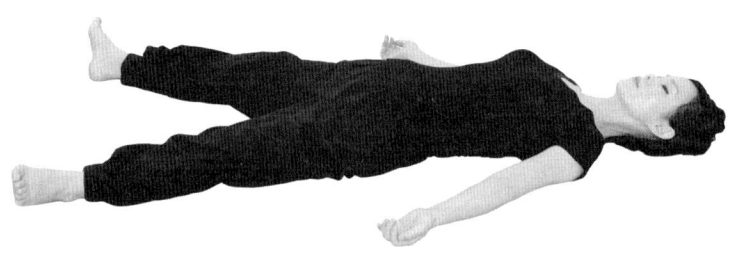

7) 바닥에 엎드려 양팔 90도로 굽히고
한쪽 귀를 바닥에 대고 전후로 움직이기

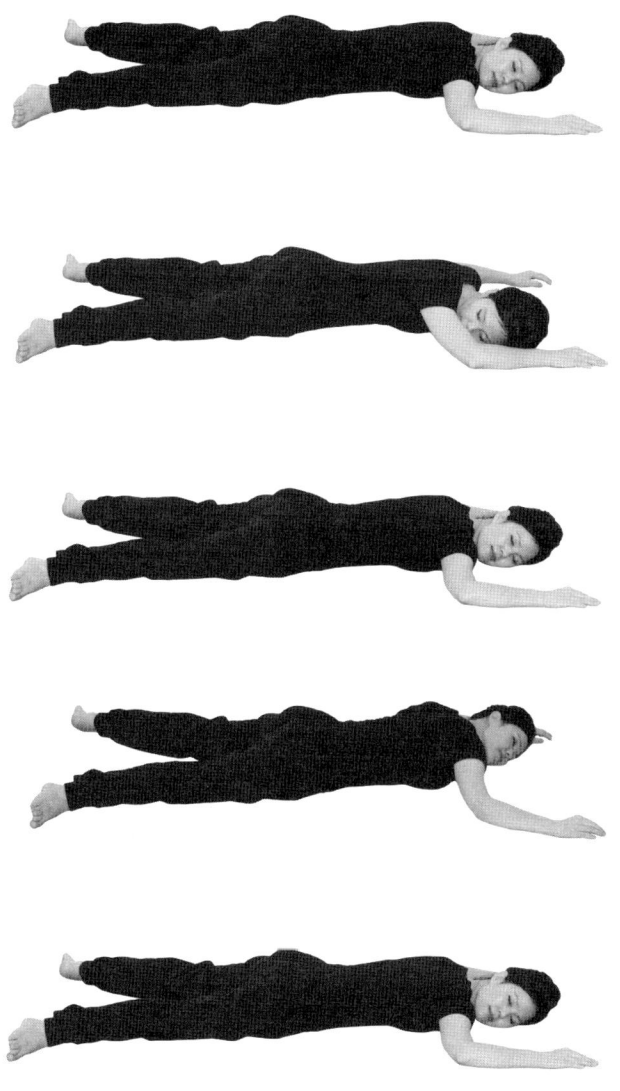

4. 가슴

1) 가슴 중심선 아래위로 마사지하기

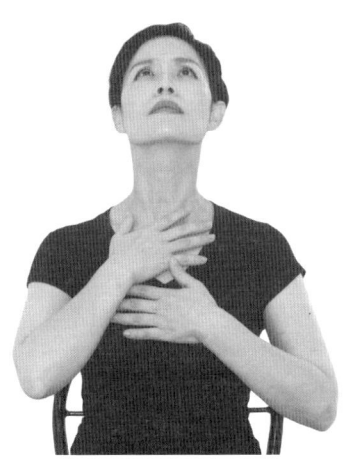

2) '아~~' 소리 내며 손가락으로 가슴 중심선 두드리기,
좌우 상부 가슴 손바닥을 모아서 두드리기

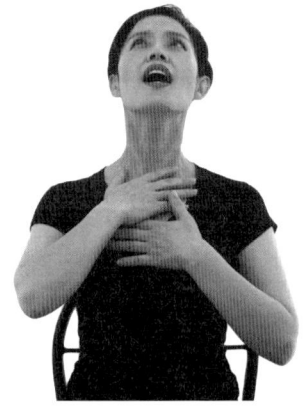 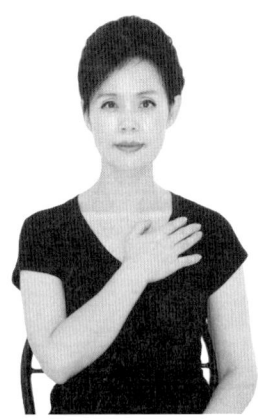

3) 막대를 등 뒤에 끼고 가슴과 척추 펴주기 2~5분

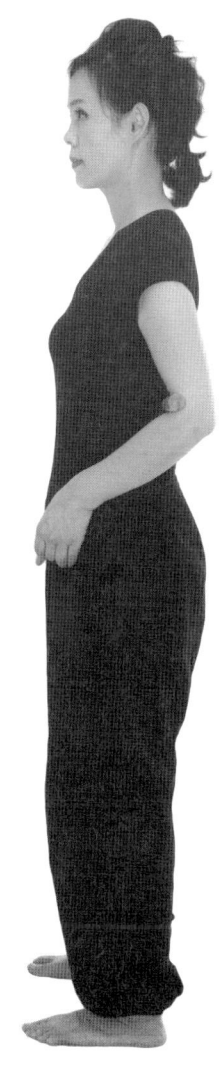

4) 양 손가락 단전 부위에 대고 큰 호흡하며

상체 앞으로 굽혔다 펴기

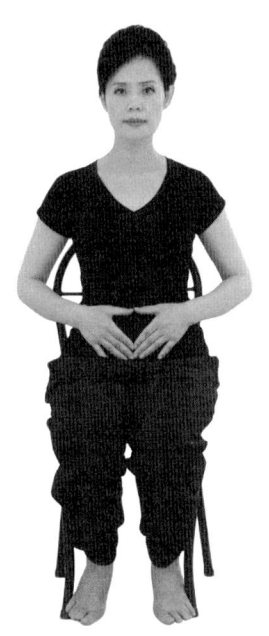

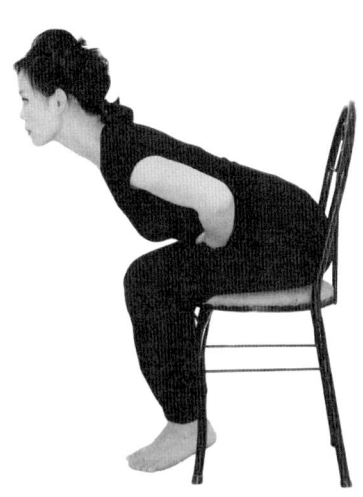

5. 손목

1) 손목 좌우로 30회 흔들기

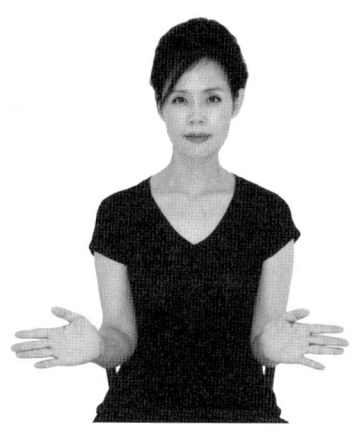

2) 팔 펴고 손목 뒤로 꺾고 손가락 잡아
뒤로 10초간 당기기 좌우 각 3회씩

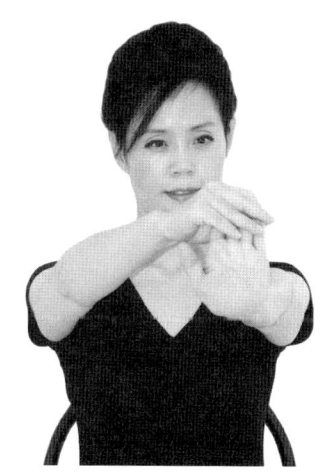

3) 양 손목 안팎 노래에 맞추어 손날로 교대로 치기

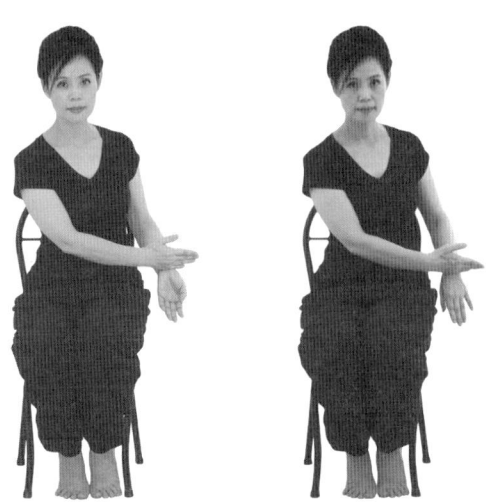

4) 손등 마주 대고 양방향 돌리기

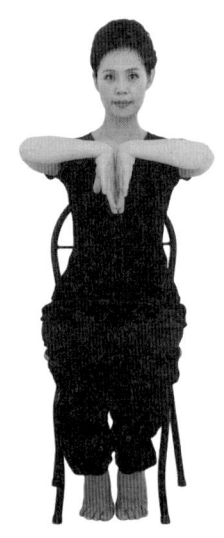

6. 손가락과 손바닥

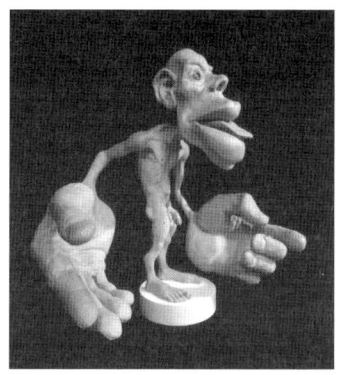

Wilder Penfield 뇌지도,
손은 생각을 현실화하는 하는 중요한 수단이다.

1) 양손 깍지 끼고 앞으로 내밀어 10초간 3회 머물기

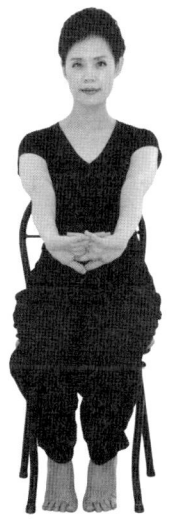

2) 양 손가락 모든 마디 손톱 부위를 잡고 차례로 돌리며 주무르기

3) 양손 열 개 손가락을 마주 대고 차례로 돌리기

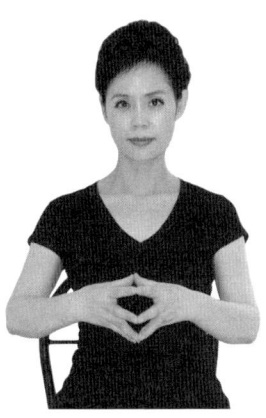

4) 양손의 엄지와 새끼손가락을 좌우 교대로
노래에 맞추어 동시에 펴기

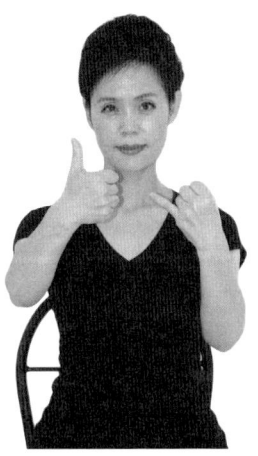

5) 양 손가락 노래에 맞추어 두 개씩 붙였다 떼기

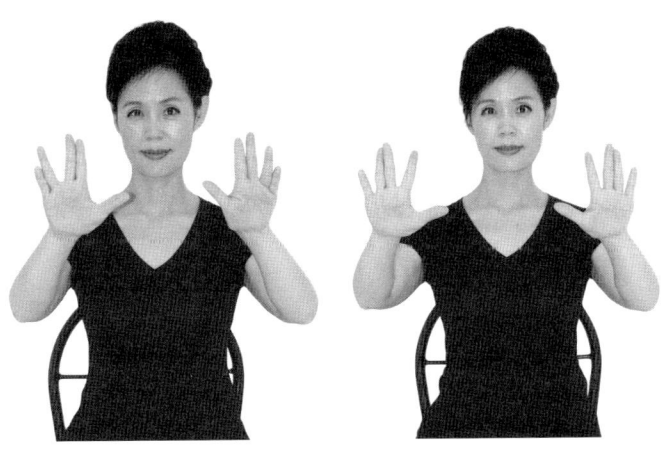

6) 주먹으로 반대쪽 손 노궁혈 노래에 맞추어 치기(속도 조절)

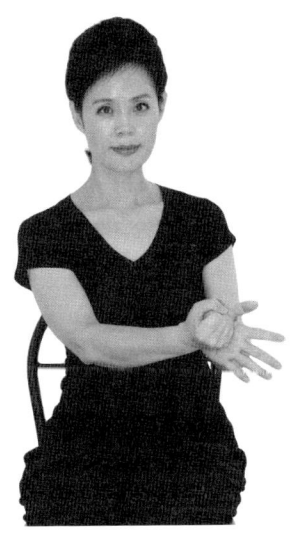

7. 척추

1) 눕거나 서서 경추, 흉추, 요추, 미추 등
척추 26개 마디가 상하로 늘어남을 상상하기

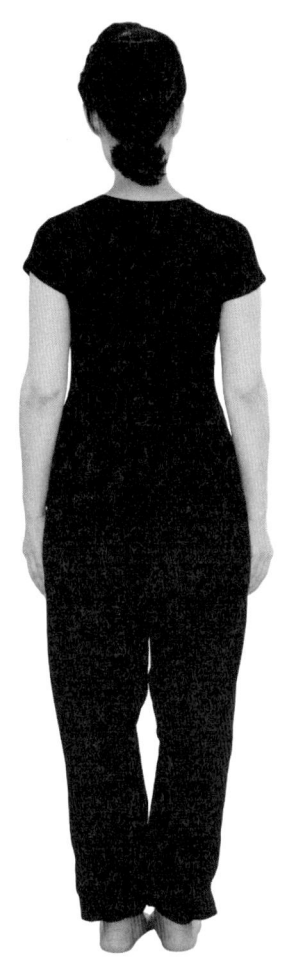

2) 앉아서 어금니를 살짝 떼고 경추1번부터 척추 마디를 하나씩
   앞으로 굽혀 무지개 모양으로 만들고 요추부터 차례로 세우기

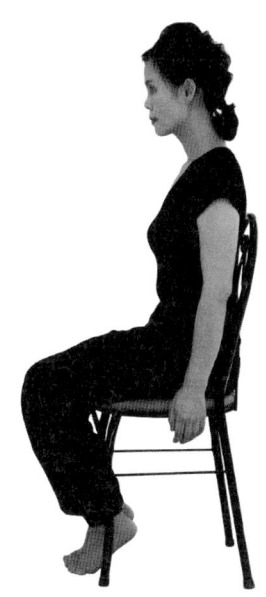

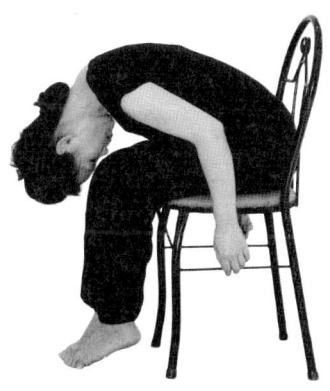

3) 두 발을 11자로 허리 너비로 서서, 뒤로 굽혔다가
척추 굽어진 아랫부분부터 차례로 세우기,
경추 1번부터 앞으로 굽혀 가슴 바라보고 꼬리뼈부터
차례로 세우기, 뒤로 넘겼다가 세워서 상체 허리 부분까지
굽혔다 척추 아랫부분부터 세우기, 상체 허리부분까지 앞으로
굽혔다 세우기, 머리 부분부터 뒤로 넘겼다 세운 후 경추 1번부터
차례로 앞으로 굽히다 머리가 무릎에 갔을 때 몸통을 좌우로 흔
들어 주고 완전히 앉기, 발목부터 차례로 펴며 서서히 일어나기

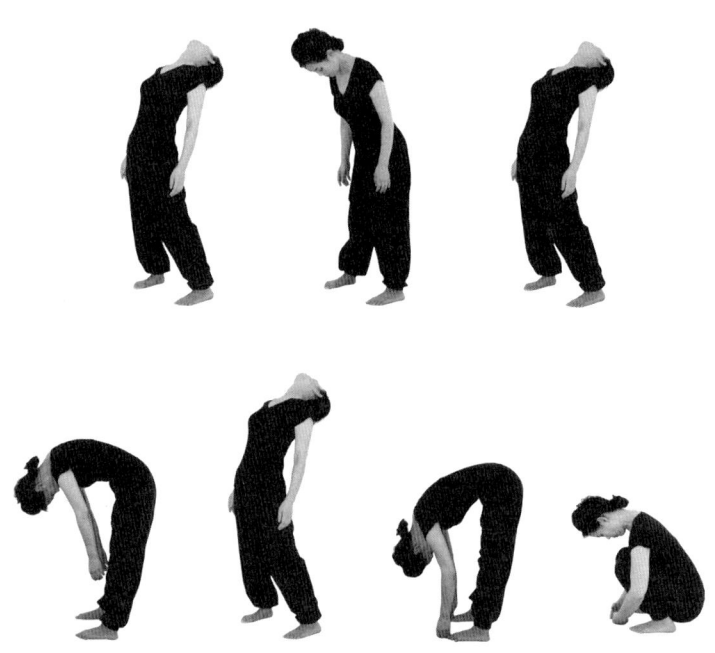

4) 바로 서서 경추 1번부터 좌우로 무지개 모양으로 굽혔다
꼬리부터 차례로 세우기

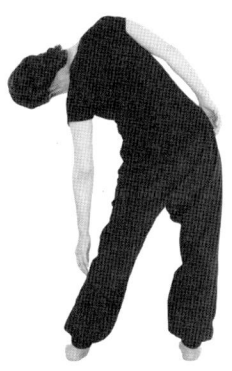

5) 2인 1조로 등 감각 깨워 주기

① 톡~~톡 3초 간격 천천히 / 1초 간격 빠르게 골고루

② 등 쓰다듬기

③ 감각 기억하기

④ 손바닥을 모아서 등 두드리기

⑤ 등 쓰다듬기

⑥ 감각 기억하기

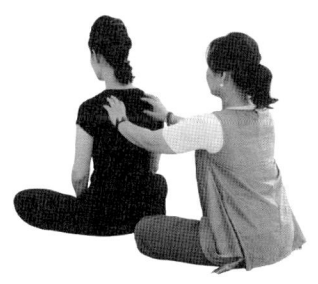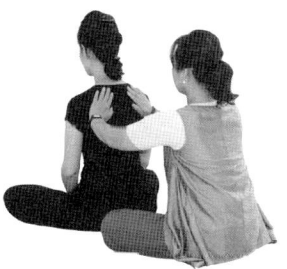

6) 2인 1조로 경추 1번부터 차례로 자극하며
앞으로 굽히고 꼬리뼈부터 차례로 세우기

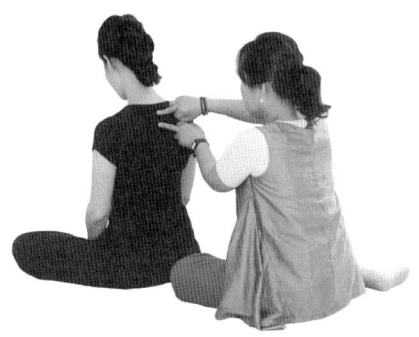

7) 2인 1조로 등대고 앉아 상체 앞으로 굽혔다 펴기 3회

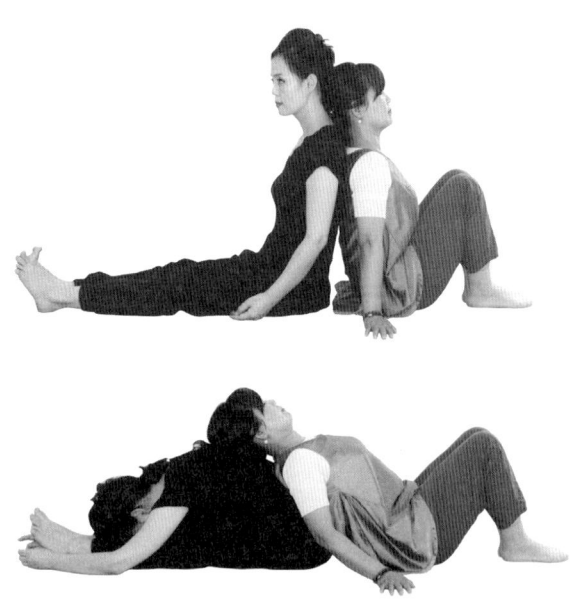

8) 2인 1조로 발 잡고 거꾸로 세워 주기 3회

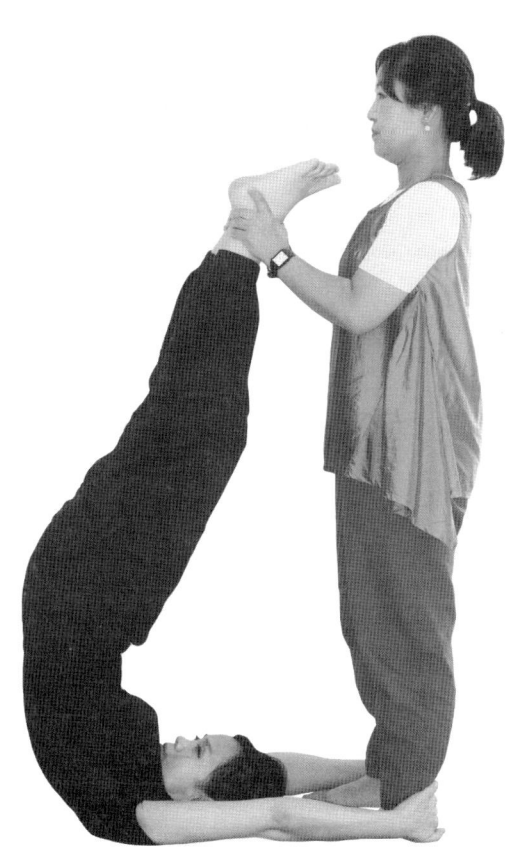

9) 누워서 두 팔 위로 뻗고 인어공주 춤추기

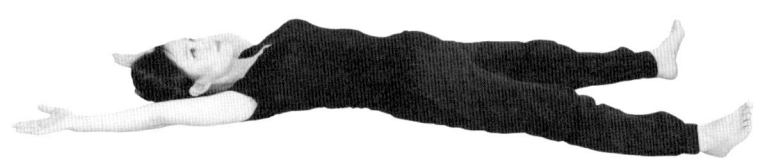

10) 무릎 감싸 안고 뒤로 구르기, 처음에는 배꼽을 보다가
척추가 더욱 이완되면 가슴을 보며 구르기

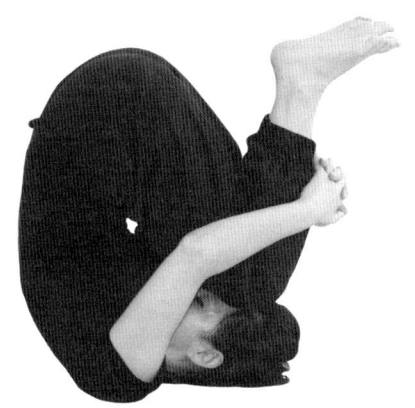

8. 허리

1) 팔을 펴고 손목 뒤로 젖혀서 10초간 머물기, 양손 교대로 3회씩

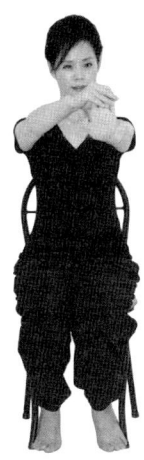

2) 양 손목 좌우로 20회 부드럽게 흔들기

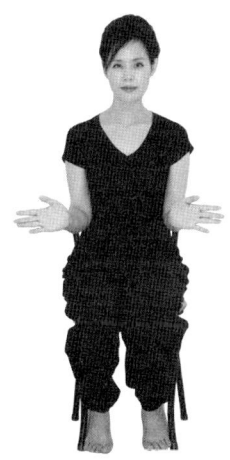

3) 양발 넓게 벌리고 등을 반듯하게 편 채로
상체 앞으로 굽혀서 10초 머물기 3회

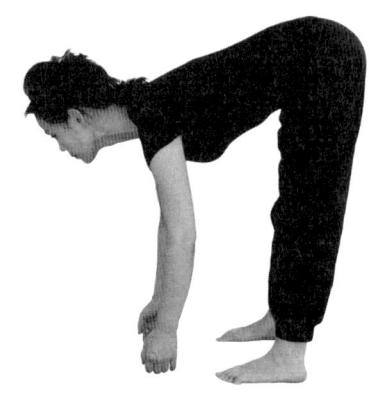

4) 그네타기 스쿼트(squat)

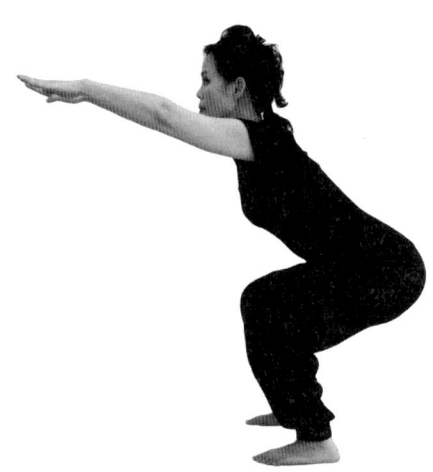

5) 절 운동(기도 제목과 함께)

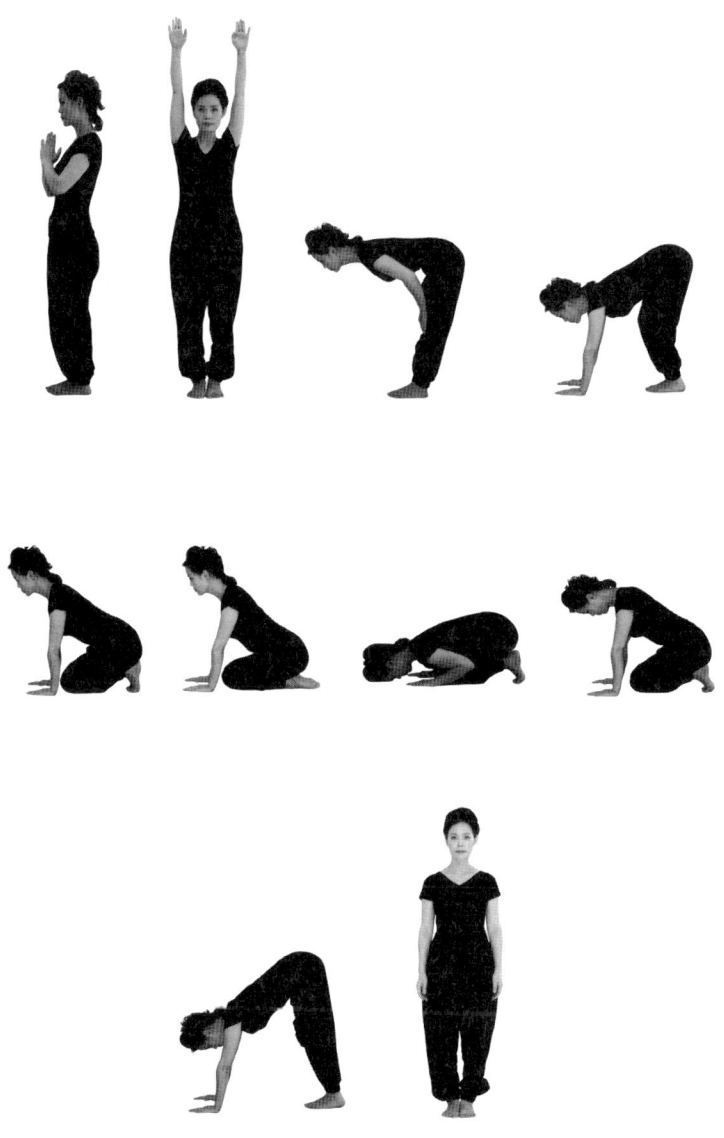

9. 서기

1) 평소처럼 선 채로 발바닥 감지하기(전후좌우의 무게 지점 찾기)

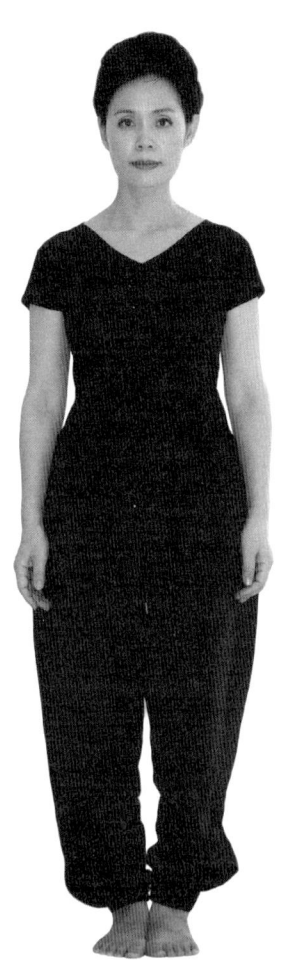

2) 두 발을 11자로 허리 너비로 서서 무릎 약간 굽힌 채
발바닥 전후좌우로 무게 옮기기

3) 같은 자세에서 발바닥의 전좌후우 방향으로
체중을 옮기며 전신 돌리기

4) 편하게 서서 발목부터 목까지 차례로 긴장된 곳 찾기

5) '종아리 → 고관절 → 배 → 등 → 어깨 → 목' 순서로 이완하기

6) 옆모습(옆태) 1자로 만들기

(벽에 몸 붙이기, 거울 보고 수정하기, 머리에 물건 올리고 걷기)

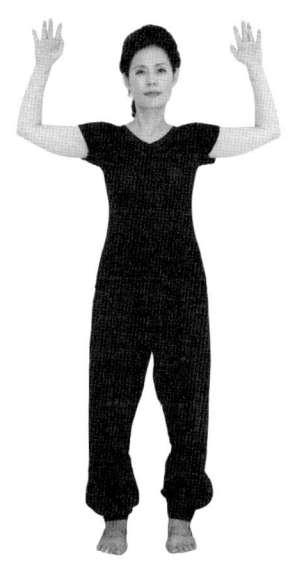

7) 상체 이완 서기(참장공)

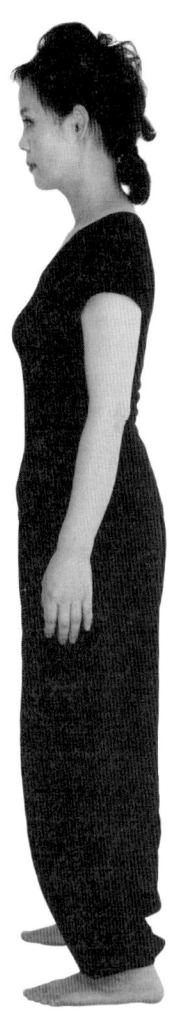

10. 다리

1) 양발을 허리 너비로 하여 11자로 벌린 후,

무릎을 안팎으로 교대로 돌리기

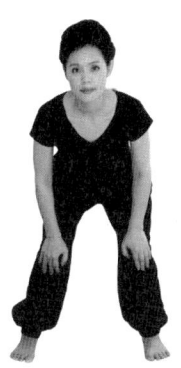

2) 한쪽 다리를 들고 내외 방향으로 고관절 돌리기

좌우 다리 각각 내외로 5회씩

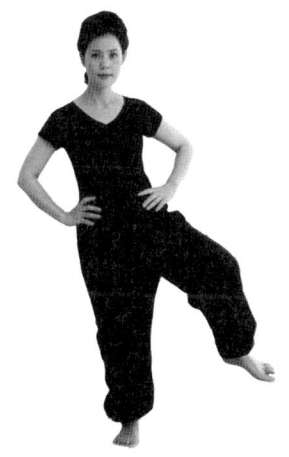

3) 외발로 무릎 들어 올리며 제자리 걷기

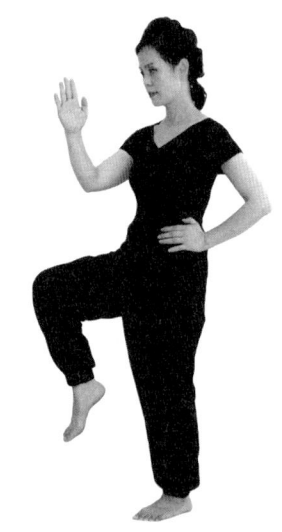

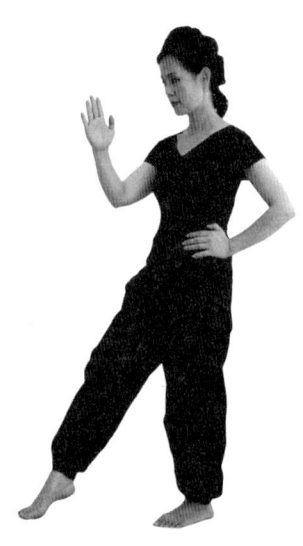

4) 양발 교대로 좌우와 뒤쪽으로 들어올리기

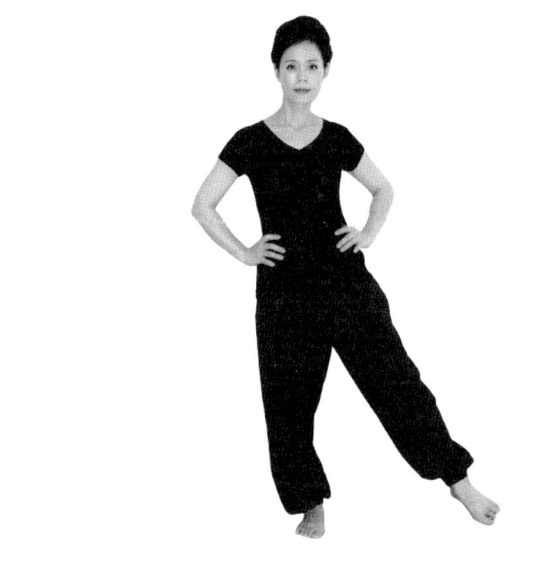

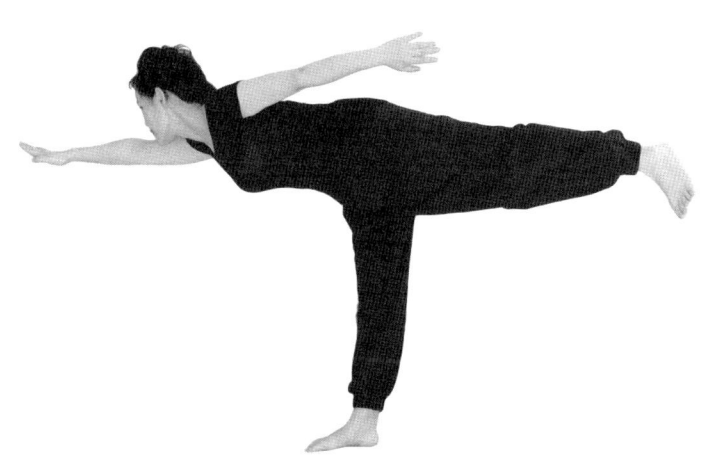

5) 그네타기 스쿼트(squat)

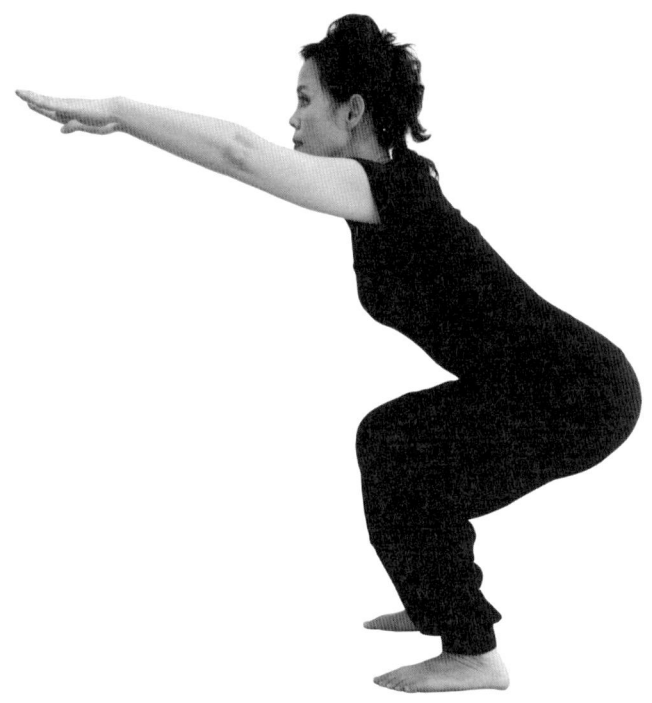

11. 걷기

1) 두 발을 11자로 선다.

2) '서기' 편에서 연습한 대로 발바닥 전체에 체중을 골고루 분산한다.

3) 머리 윗면이 하늘로 향해 빛을 발하며, 풍선처럼 위로 올라간다는 상상을 한다. 이때 일부러 힘을 주어 늘리면 긴장이 되어 역효과가 나타나므로 반드시 상상만 한다.

4) 머리가 위로 향하며 목과 어깨 근육이 이완이 되고 어깨에 짐이 벗어지는 것처럼 홀가분해진다고 상상한다.

5) 시선이 향하는 곳으로 몸이 스스로 움직인다고 상상한다.

6) 머리가 위로 올라간다고 상상하면 어깨가 편해지고 척추가 아래위로 반듯하게 늘어나며 허리도 펴지고 팔자걸음도 교정되어 발을 11자로 바르게 걷게 된다.

7) 무릎관절은 앞뒤 방향으로 움직이도록 되어 있다. 팔자걸음을 걸으면 고관절과 무릎관절 및 발목관절 발가락 관절들의 형태가 모두 왜곡되어 약화되고 상해를 입게 된다.

8) 걸음걸이가 홀가분해지면 인생이 홀가분해지는 느낌이 들고 건강에도 많은 도움이 된다.

12. 균형 잡기

몸이 흔들리면 마음도 흔들리고, 몸이 안정되면 마음도 안정된다.
몸의 균형은 마음의 균형과 집중 및 안정을 가져다준다. 두려움으로
인하여 떨리던 몸이 안정되면 마음도 안정되는 것과 같은 이치이다.

   1) 양팔을 부드럽게 머리 위로 들어 올리고 외발로 서기,
      양발을 10초 정도씩 교대로 3회 들어 올린다.
      익숙해지면 눈을 감고 시도한다.

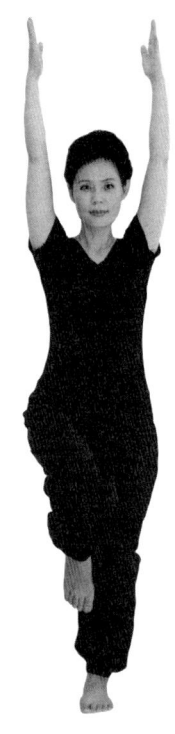

2) 양팔을 좌우로 벌린 후, 외발로 각각 10초씩 3회 교대로 선다.
  이것이 익숙해지면 눈을 감고 시도한다.

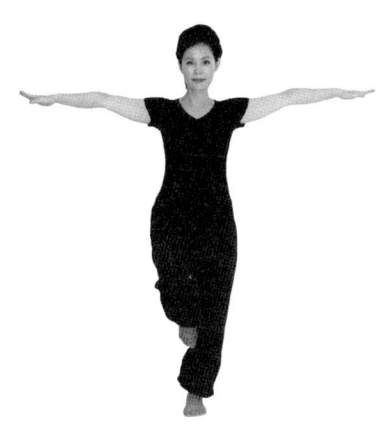

3) 한쪽 발을 옆으로, 뒤로 뻗으며 외발로 교대로 선다.
  이 역시 익숙해지면 눈을 감고 시도한다.

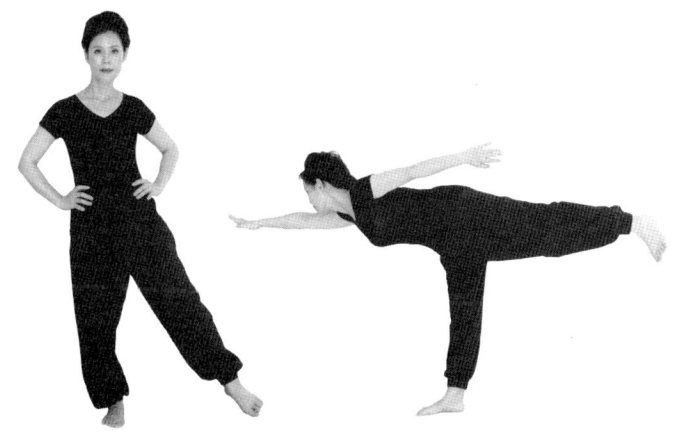

9. 신체 부위별 관리법

:: 참고 문헌 ::

■ 국내서

· 강병도(2000). 호크마종합주석 신약-10권. 서울: 기독지혜사.

· 고영호 외(2014). 스포츠를 통한 건강생활. 전주: 전북대학교 출판문화원.

· 김국환(1992). 완전도해 스트레칭운동. 서울: 영진문화사.

· 김명화(2011). 내 몸에 필요한 운동은 따로 있다. 서울: 맑은소리.

· 김선숙(2012). 명상의 의의와 학문에의 연계성. 한국정신과학회 학술대회
　　　　논문집, 115-131.

· 김항선(2004). 노화와 성인병은 반드시 늦출 수 있다. 서울: 문무사.

· 백원칠(2014). 웰빙을 위한 건강과 운동. 서울: 교학연구사.

· 유명복(2014). 명상에 대한 기독교적 고찰. 기독교교육정보, 42, 223-245.

· 위오기(2007). 명상과 마음경영. 공주: 공주대학교출판부.

· 이기춘(1992). 기독교 명상의 이론과 기법. 신학과 세계, 25, 156-182.

· 이덕환(2016). 성경이 말하는 몸. 서울: 북랩.

　　　　단전호흡실습서. 서울: 책과나무.

· 이양구외(2009). 치매 알아야 산다. 서울: 책만드는집.

· 인경숙(2004). 이완요법에 관한 연구동향 분석. 대전대학교 보건스포츠대
　　　　학원 석사학위논문.

· 임정숙(2005). 스트레칭 A to Z-전문 지도자용-. 서울: 홍경.

· 전선혜(2010). 15분 스트레칭. 서울: 북플러스.

· 청산선사(1974). 仙道法. 서울: 종로출판사.

· 최공집(2012). 건강운동지도론. 서울: 대경북스.

· 최영웅외(2005). 운동과 건강관리. 서울: 형설출판사.

■ 국외서

· Amy C.(2016). 프레즌스[Presence]. (이경식 역). 서울: (주)알에이치코리아.

· Aryeh K.(2011). 유대 명상[Jewish *Meditation*]. (김태항 역). 서울: 하모니 (원전은 1985년에 출판).

· Aryeh K.(2012). 성경과 명상[Meditation and The bible]. (김태항 역). 서울: 하모니. (원전은 1978년에 출판).

· David A. D.(1999). The literary Structure of the Old Testament. MI: BakerBooks.

· Frederick A.(2008). 승리를 위한 스트레칭[*Stretch to Win*]. (김정원 역). 서울: 대한미디어. (원전은 2006년에 출판).

· Hanna, T.(2013). 부드러운 움직임의 길을 찾아[The Body of Life]. (김정명 역). 고양: 소피아. (원전은 1993년에 출판).

· Jacobson E.(2003). 제이콥슨박사의 긴장이완법[*Jacobson, E., You Must Relax*]. (이현수 역). (원전은 1962년에 출판).

· John, C. (eds), (2013). 몸으로 하나님 보기[Physical Education, Sports, and Wellness]. (소진희 역). 부산: 고신대학교출판부.

· Martha D.(2006). 긴장이완과 스트레스 감소 워크북[The Relaxation & Stress Reduction Workbook]. (손정락 역). 서울: 하나의

학사. (원전은 2000년에 출판).

· Robert A.(2001). 스트레칭30분. (이미영 역). 서울: 넥서스 BOOKS. (원전은 2000년에 출판).

· Van Peursen, C. A.(1985). 몸·영혼·정신[Lichaam-Ziel-Geest: Inleiding tot een Wijsgerige Antropologie]. (손봉호, 강연안 역). 서울: 서광사. (원전은 1978년에 출판).

· 다츠무라 오사무(2008). 호흡건강법[Fukai Kokyu De Karada GaKawaru]. (신금순 역). 서울: 넥서스 BOOKS(원전은 2001에 출판).

· 다츠무라 우사무(2014). 50가지 증상별 손가락 요가. (박은지 역). 서울: 안테나.

· 유아사 야스오(2004), 몸과 우주[SHINTAI NO UCHUSEI], (이정배, 이한영 역), 서울: ㈜지식산업사.

· 호시도라우(2000). 건강다이어트 맥점지압체조. (김영우 역). 서울: 동문사.

■ 사전 및 기타

· 동아출판사(1992). 동아 새국어사전. 서울: 동아출판사.

· 로고스 히브리어 사전(2002), 서울: 도서출판 로고스.

· 미션 소프트(2014). 디럭스 바이블.

· 삼성출판사(1984). 새 우리말 큰사전